U0741475

本草经典古籍校注丛书（第一辑）

李成文　总主编

神农本经校注

清·莫枚士　著

李成文　刘雅芳　校注

中国健康传媒集团
中国医药科技出版社　·北京

内容提要

书收载药物365种。清代医家莫枚士，擅长训诂，针对《神农本草经》年代久远、字义深奥、语义难明的状况，对其药名、病名、证名、方药、医理、产地、形态等，引经据典，考证阐释，尤其是对药名文字的形、声、义训释结合紧密，同时还吸收了方言与民俗相结合的训诂方法，对本草的文字学及地域性特征研究具有重要意义，是研究《神农本草经》必备工具书。本书既可供中医药教学、科研人员参考，也可供中医爱好者参阅。

图书在版编目（CIP）数据

神农本经校注 / （清）莫枚士著；李成文，刘雅芳校注 . -- 北京：中国医药科技出版社，2025.8.

（本草经典古籍校注丛书 / 李成文总主编）. -- ISBN 978–7-5214-4953-2

Ⅰ. R281.2

中国国家版本馆CIP数据核字第2024CM7559号

美术编辑　陈君杞
版式设计　南博文化

出版　**中国健康传媒集团**｜中国医药科技出版社
地址　北京市海淀区文慧园北路甲22号
邮编　100082
电话　发行：010-62227427　邮购：010-62236938
网址　www.cmstp.com
规格　880 × 1230mm $^1/_{32}$
印张　6 $^3/_8$
字数　186千字
版次　2025年8月第1版
印次　2025年8月第1次印刷
印刷　大厂回族自治县彩虹印刷有限公司
经销　全国各地新华书店
书号　ISBN 978-7-5214-4953-2
定价　**25.00元**

获取新书信息、投稿、为图书纠错，请扫码联系我们。

本草经典古籍校注丛书
（第一辑）

编　委　会

前言

　　本草始自神农，专著400余部，各书所录，皆有侧重，载药3000多种，涵盖2000多年研究成果，包括药物形态、产地气候、种植栽培、采收加工、炮制保藏、伪劣鉴别、寒热温凉、酸苦甘辛咸淡、气味厚薄、升降浮沉、归经引经、功效主治、配伍应用、毒性禁忌、处方用量、煎煮方法、冲服外敷、丸散膏丹、用药验案等，至今未能全部整理出版，难得一窥芳容。即使是已经影印出版的繁体竖排版本，也因没有校注而阅读不便，故不被世人所关注。

　　不读本草，焉知药性？昆虫草木，生之有地，根叶花实，采之有时，新陈不同，精粗不等，区分名实，炮制加工。金石类多主镇逆破坚；草本类多主散结利气，大约苗及茎升，根降，叶散，子攻，花润；虫兽类多主助运泄闭。形质虽一，气味不同，气味相类，形质则迥。气无形而升为阳，味有质而降属阴；气味皆有厚薄，气厚者为纯阳，薄为阳中之阴；味厚者为纯阴，薄为阴中之阳。气薄则发泄，气厚则发热；味厚则泄，味薄则通；气薄宜升，味厚宜降，轻虚者浮而升，重实者沉而降。味薄者升而生春

1

象，气薄者降而收秋象，气厚者浮而长夏象，味厚者浮而藏冬象，味平者化而成土象。气厚味薄者浮而升，味厚气薄者沉而降，气味俱厚者能浮能沉，气味俱薄者可升可降。降中有升，浮中有沉，升降一体，浮沉兼收。五味之用，味酸者能涩、能收，味苦者能泻、能燥、能坚，味甘者能补、能和、能缓，味辛者能散、能润、能横行，味咸者能下、能软坚，味淡者能利窍、能渗泄。辛甘发散为阳，酸苦涌泄为阴，咸味涌泄为阴，淡味渗泄为阳，轻清升浮为阳，重浊沉降为阴。药物归经引经，或入太阳，或入少阳，或入阳明，或行太阴，或走厥阴，或走少阴之经。凡色青、味酸、气臊，性属木者，皆入足厥阴肝、足少阳胆经；色赤、味苦、气焦，性属火者，皆入手少阴心、手太阳小肠经；色黄、味甘、气香，性属土者，皆入足太阴脾、足阳明胃经；色白、味辛、气腥，性属金者，皆入手太阴肺、手阳明大肠经；色黑、味咸、气腐，性属水者，皆入足少阴肾、足太阳膀胱经。寒热温凉，虚实补泻，或阴或阳，或气或血，或攻或补，或表或里，或开或阖，或通或涩，或燥或润，或芳香辟秽，防疫散邪，悦脾开胃，化湿祛浊，行气活血，消肿散结，通经止痛，开窍醒神。总之，多读本草，辨识药性，纠偏避害，才能将兵。否则，虚实莫辨，攻补妄施；温凉杂撮，寒热倒置，方不成方，何能制敌，动辄得咎，草菅人命。

本草多以繁体竖排手稿、抄本流传，近有刻本，遗漏错讹，在所难免，很多本草专著不被人知，历代医家耗尽毕生心血研究本草的新发现、新认知、新成果，或总结的独特用药心得与经验，无法得到传承，后人未见前书，却又进行着重复研究，浪费大量的宝贵资源，严重地影响了中药学的发展与学术进步，并波及中医学的发展与进步，更给大众健康带来了不利影响。

本草古籍众多，文辞深奥，涉及知识面较宽，过往校注之书，仅重医理,文字误读、注释错误、用典不释、当释未释、遇难不释现象屡见。为此,我们专门成立《本草经典古籍校注丛书》编写团队,对其进行系统整理校注。组织专家学者认真梳理,遵从中医古籍整理规范,参考诸家注释,筛选其影响阅读,难以理解的字、词、人名、地名、官职、书名、风俗、方物、典故、病证、本草异名等,逐一考订,遇疑即解,拨冗歧义,附以书证,注重源流,言简意赅,深入浅出,通俗易懂,清晰准确,突出实用。避免应解不解、蜻蜓点水、望文生义、字面顺释、曲解附会、失注误注,为中药研究、应用提供基础支持。

　　本套丛书的出版得到了中国医药科技出版社的大力支持,在此表示衷心的感谢。

中国中医药研究促进会各家学说与临床研究分会会长
河南中医药大学教授　主任医师　博士研究生导师
李成文
2025 年 6 月

校注说明

　　莫枚士（1836—1907），字文泉，号菩川迁叟，浙江归安（今浙江湖洲）人。幼治举子业，精于小学，擅长训诂。后因战乱避祸，研读经典医籍，结合文字训诂，以经解经，对病名、证名、方、药、医理等，进行阐释，著有《神农本经校注》《研经言》《经方释例》《虚邪论》等。

　　《神农本经校注》成书于1900年，有感于《神农本草经》年代久远，字义深奥，语义难明，故对其药名、病名、证名、方药、医理、产地、形态等，引经据典，考证阐释，尤其是对药名文字的形、声、义训释结合紧密，同时还吸收了方言与民俗相结合的训诂方法，对本草文字学及地域性特征研究具有重要意义，是研究《神农本草经》必备工具书。

　　本次校注以月河莫氏家刻本为底本，参考《本草经集注》《证类本草》《本草纲目》《神农本草经》（卢复本、孙星衍本、顾观光本、张璐本、森立之本等）《神农本草经读》进行校注。

　　校注原则如下：

　　◆校勘方法以对校、他校为主，本校辅之，底本疑有讹误，而对校、他校又无旁证可采者，酌情用理校或存疑待考。

◆凡繁体字、异体字、俗写字、古今字，或有案可稽的古讹字，一律径改为规范简体字。

◆凡因形体相似，或增笔，或缺笔，或连笔等而误写误刻的文字，如"正、"止""若、苦""今、令""灸、炙"，"且、旦"，千、干"，"日、月、曰""太、大、犬""己、已、巳""人、八、入""戊、戍、戌""未、末""胎、苔""藏、脏""府、腑"之类，若属明显讹误而无疑义者，径改不出注。若遇难裁断是非或疑似之间者，不改原文，出注说明。

◆凡疑难字，生僻字，通假字，容易误解的异读字；词义费解，或有歧义、僻义者；古代常用固定词汇或成语，而不符合今人习惯用语者；不常见、不常用的联绵词，或有歧义的虚词；本草别名、病证名、地名、官职、医家、书名等出注解释。同一内容多次出现且需出注时，一般只在首见处出注。

◆凡历朝避讳字，一律保持原貌，前人已改之字不回改，缺字不增补，但缺笔字补正。其中因改字影响文义之处和改人名处，均出注说明。特殊情况根据语境和文义处理。

◆因书改横排，原书右、左等表示方位词上、下之义，或前后文关系的，径改为上、下。

◆校注侧重于解释字词、人名、地名、方物、著作等方面，力求简明扼要，不作繁琐考证。

序

　　梁《七录》始载有《神农本草经》三卷，而《隋志》因之，当即陶隐居①编《别录》所据之本也。唐宋以来，修本草者皆用陶书，而单行本遂微。今所传本大都从《太平御览》②及《政和本草》③中辑出，虽非《梁录》之旧，犹是陶序之遗。其三百六十五种之目，明·李时珍称为宋本原文，的然可信。今观其书药名多合于《尔雅》，病名悉合乎《内经》，可以正陆《疏》、郭《注》之异同，可以考汉法、唐方之正变。凡治经业医之士，皆当宝之，岂诸家本草所可同日语哉！医关人命，尤宜致力。北宋人不云乎用《神农》之品无不效，用《别录》之品即有不效者。呜呼！尽之

---

① 陶隐居：即陶弘景，字通明，自号华阳隐居，谥贞白先生，丹阳秣陵（今江苏南京）人。南朝道家、炼丹家、医药学家。著有《名医别录》《本草经集注》《养性延命录》。

② 《太平御览》：宋代著名类书。由李昉、李穆、徐铉等奉敕编纂。全书以天、地、人、事、物为序，分为五十五部，囊括政治、军事、科技、地理、人文、宗教等。

③ 《政和本草》：本草著作，即《重修政和经史证类备急本草》的简称。它是在政和六年（1116年）由宋朝唐慎微主持编修的《证类本草》基础上补充修订而成。

已。第以其词浑雅，其义深远，自非浅学所能晓，加以舛讹脱衍不一而足，至于药物名实之是非，本非墨守旧说所可尽读之。往往掩卷而叹，四十年来有得辄记，随时弃改。今年八八，精力难继，姑录所存，以俟①习斯术者择焉。

光绪庚子孟冬莒川迂叟自叙

---

① 俟：等待。《诗经·邶风·静女》："静女其姝，俟我于城隅。"《仪礼·士昏礼》："婿乘其车，先俟于门外。"

凡例

　　余成是书晚，所引证书向多借阅于人，久病健忘，恐未免张冠李戴之诮，愿有同志，逐将原书对勘一过，则幸甚。

　　存佚书，本应分别引证，今以文繁，概从《证类》《纲目》所载。

　　说，本应备引原文，今以文繁，概约其词旨。

　　诸家同异，本应辨晰以去惑，如经生家例，今以文繁不辨，但著其说之是者。

神农本经释例

　　凡药名称天者，本乎上也；人者，本乎中也；地者，本乎下也。间有不合者，另有义。

　　凡药名称云者，言其气润；雪者，言其气寒；霜者，言其干屑；露者，言其败露。

　　凡药名称山、水、泽者，皆以所生地言，言定须生此者也。

　　凡药名称王者，尊大之也；卿者，贵异之也；使及督者，专任之也；丈人及翁者，状其苍老多须；女者，状其柔弱而纤。

　　凡药名称秦者，秦读为"蓁"，盛之也。《说文》"蓁，籀文作㠾，从秝"，"秝，稀疏适秝也"。余如"从至为臻"，《广韵》云至也，当是盛至，从艸为蓁，草盛貌。从才为搸，聚也。从木为榛，乃小栗之成捄者，亦聚也，聚亦盛也。从车为轃，《说文》云大车篸也，大亦盛也。从氵为溱。《灵枢》谓汗盛出为"溱溱"。从虫为螓，言声之盛。从牛为㹀，言体之盛。以此推之，药名为秦艽、秦椒、秦皮、秦龟等，其为地名与否，不辨可知。浅人偶见此等药，有出奉地者概作秦地解，非。称蜀者，大之也。凡物大者，独见。故《尔雅》云"独者，蜀"。称吴者，亦大之也。《说文》"吴，大言也"，《方言》"吴，大也"。称胡者，亦大之也。如大蒜大于小蒜，故云胡蒜。称巴者，肥之也。惟阿胶、代赭二味则称地名，盖必须彼处所出也。称石者，小之也。不必定出石间。

凡药名称为马者，高大之也；牛者，肥大之也；羊者，言其似；鹿者，言其野；猪者，言其肥小；狗者，言其小；兔与鼠，皆言其次小。皆以形言。虎者，威武之也；狼与豺者，粗暴之也。皆以状言。

凡药名称鸡者，灵动之也，亦状其腹大。鸡，奚声。《说文》"奚，大腹也"。故役人腹大者，曰女奚、曰奚奴。小儿病腹大曰丁奚。而"鸡"字，亦或省作"奚"。《本经》乌头一名奚毒，谓其可以毒鸡也。引申之为羽族腹大者之称。如呼雉属为野鸡、山鸡、竹鸡、麦鸡、英鸡，呼蜚蠊之属为灶鸡、莎鸡、樗鸡，皆是。甚至蛙为水鸡，芝栭之属为木鸡，则但腹大而非经羽族者，亦冒其称，故皆治腹内病居多。

凡药名称爵者，古"雀"字。《孟子》"为丛驱爵"是也，乃色杂不一之谓，或青黑之谓。如《书》云雀弁之例，称燕者黑色。

凡药名称龙者，宠异之也。蛇者，但异之也。

凡药别名各有义，顾名思义亦关治疗。如芫名去水，螺蛸名蚀疣之类，不可忽视。惜误字多，意指远未易骤晓。

凡药名恒随时代改易，引诸家书释《本经》者，不可不知所分别。

凡言味气，多以甘兼淡，酸兼涩，平兼凉。其中品药中，亦多有小毒者，当取诸家书读之。

凡言主治有两药相类，而列症先后不同者，各举其所最长者言，勿因其词同而混视之。

凡言主治称身体者，全乎表也。称五脏者，半表半里也。称六腑及肠胃者，全乎里也。其兼称者，其兼治者也。知此始可与言《本经》药性。

凡言主治称病名，如死肌寒热、强痉①、瘦、咳逆上气②、泄利白沃③、蚀疮④痛胀、闭癃⑤、盲聋、泪出亦作"泣出"、烦满漏下、消渴阴痿⑥、黄疸、脓血痛肿、疽、痔、疥瘙、眩、惊悸绝伤、面䵟⑦、拘挛、火烂、水气、隐疹痒、跌筋结肉、疝瘕、疟、癫痫、邪狂易、短气、奔豚、淋露、乳难、脑动、心悬、少食常饥、鼻塞、绝子、螫、瘘、恶风、疼痹、淫肤膜酸、面皯、洟吐吸、秃、涎唾余沥、见鬼、不能喘息、皰皶、恚怒、缓带下重弱、囟不合、痂痹、崩中、厥、瞖眇、恶肉、呕吐、汗、忘、不嗜食、赤气惑、吐舌、瘿瘤核、鸣、衄、漂洗洗、冷癖癃淫淫、偏枯不仁、痣、瘰疬、魇缩痞引、瘘疾、夜啼、疣如刀刺、恐、痱、悲伤、恍惚不寐、摇头弄舌、遗溺、瞑瞑、喎僻、哽噎、起脱次经文，不次病。凡百卅余种，皆当取《病源》《千金》《外台》等书读之，始知其状。《经》独不及哕，而仲景以橘皮治哕，则逆气即哕也。《说文》"哕，气牾也"。牾即逆，并详泉所撰《证原》中。

凡言主治称病之大名者，各以其类。如伤寒，则续断、牡蛎、贝母、半夏、常山、楝实。中风伤寒，则麻黄、厚朴。中风，则

---

① 痉（chì）：指筋脉痉挛、强直的病证。

② 上气：中医病证名，即喘证。指呼多吸少，气息急促，是肺经受邪，气道不利的证候。《灵枢·本脏》："肺高，则上气，肩息咳。"

③ 白沃：中医病证名，也称赤白沃。指赤白带下或便下赤白黏液。

④ 蚀疮：中医病证名，即旋耳疮，又名月蚀疮。指发生于耳根部的湿疮类疾病，即今之耳后间擦性湿疹。《医宗金鉴·外科心法要诀》曰："旋耳疮生于耳后缝间，延及耳折，上下如刀裂之状，色红，时津黄水，由胆脾湿热所致，又名月蚀疮。"

⑤ 闭癃：指癃闭。

⑥ 阴痿：中医病证名，即阳痿。指男子未到性功能衰退时期，阴茎不举或举而不坚，或不能持久。《素问·阴阳应象大论》："年六十，阴痿，气大衰。"

⑦ 䵟（gǎn）：脸上黑斑。

菱蕤、巴戟天、络石、黄芪、防风、杜若、石膏、芎藭、白薇、泽兰、牡丹、马先蒿、枳实、乌头、大戟、衣鱼。温疟,则麝香、当归、麻黄、防己、羊踯躅、白头翁。伤寒温疟,则芫花、巴豆。风寒湿痹,则菖蒲、菊花、天门冬、术、牛膝、车前子、薏苡仁、泽泻、细辛、菴䕡子、柏实、干姜、枲①耳、蠡实、石龙芮、萆薢、薇衔、秦皮、乌头、天雄、别羁、蜀椒、蔓椒。邪气,则云母、硝石、朴硝、紫石英、人参、木香、龙胆、白蒿、卷柏、香蒲、丹参、旋花、石龙刍、槐实、狗②杞、大枣、苦菜、石蜜、芍药、秦艽、百合、知母、紫草、石韦、王孙、栀子、芜荑、龙眼、彼子、桃仁、豚卵、石龙子、露蜂房、附子、鸢尾、青葙子、蛇含、白及、茵芋、牙子、姑活、屈草、蜀椒、皂荚、黄环、溲疏、松萝、药实根、腐婢、燕屎、虾蟆、蟹、樗鸡。伤中,则干地黄、麦冬、薯蓣、远志、石斛、苁蓉、胡麻、白胶、蜂子、桑螵蛸、桑白皮、秦椒、山茱萸、白马阴茎、狗茎、淮木。又温疾伤寒,则楝实。

以上皆各示所宜也。

凡言主治某病,多有自行申释者,疑古本只有大名华佗、仲景辈,乃别白之,今逐条注明。

凡言主治称益气者,皆破气。盖破邪气,即以益正气也。利血脉者,多破瘀血。盖破瘀血,即以利血脉也。皆言去邪后效,不专以补言。余如坚筋骨、长须发、强阴等,准此用者审之。

凡言久服神仙不老、轻身延年等,须通炼家言乃知之,自有传授,非可目为诬罔。上古作《本草》,不专为治病设也。

凡药例,取野生不取种生,故谷、蔬两部,藿不取大小豆,而取鹿藿、兔藿。其蕲、苋、荠,皆野生菜也。米不取禾、黍、稷、稻,而取薏苡、瞿麦,皆野生米也。其有非野生而功用可取

---

① 枲:当为"菓"。
② 狗:应为"枸"。

者，如薯蓣、百合之属，不资灌溉，犹之野生者也。后世修本草者，漫为补遗，虽曰时势使然，要非《经》意。

凡药例，取大种不取别种。故言李不及梨，言枣不及柿①。盖李、枣其大种，梨、柿其别种也。观木李，一名木梨。羊枣即牛奶柿，可得其概。后世修本草者，漫为分别，亦非《经》意。

凡药例，取显效，不取微效。故根、叶、皮、子、骨、肉、羽、毛，只取一二而参差不齐，取其独胜独异为用也。后世修本草者，漫将一草木之根、叶、皮、子，一禽兽之骨、肉、羽、毛，尽行谱叙，仍恐偶效一时者，终不可为典要。历代本草家言，惟陶隐居、甄权②为近之。

凡经文自《别录》朱墨书行③后，历久混淆，遂至诸家本各异。今据《千金》《太平御览》《证类本草》《纲目》从《证类》别出。故直称《纲目》、明·卢复本④、国朝徐灵胎本⑤、顾尚之本⑥校正。其称元大德本、明万历本、邹本，则据顾说。

凡药名称牡者，不必尽如注家说，当为牡实之义。牡桂有子，则牡蒿、牡荆，亦未必定系无子，否则牡狗阴茎，"牡"字为赘矣。称雄者与牡同义。

---

① 柿：古同"柿"。《说文解字》："柿，赤实果。"
② 甄权：许州扶沟（今河南扶沟）人，隋唐名医。著有《针经钞》《药性论》《明堂人形图》，均已亡佚。部分内容见于《备急千金要方》《千金翼方》《外台秘要》。
③ 《别录》朱墨书行：据敦煌甲本《本草经集注》"上三卷，其中、下二卷，药合七百三十种，各别有目录，并朱墨杂书，并子注，大书分为七卷"记载，即陶弘景撰《名医别录》之朱、墨书写编辑体例，与文义同。
④ 卢复本：即卢复辑佚之《神农本草经》本，为目前《神农本草经》的较早辑本。
⑤ 徐灵胎本：指清代名医徐灵胎《神农本草经百种录》。
⑥ 顾尚之本：即清代学者顾观光辑佚之《神农本草经》本。

凡言主治称三虫、五痔、八疸、十二水、五劳六极七伤等，《病源》及《千金》《外台》中或释或否，读者知其大别可也。

凡言主治称消七十二石、化金银铜铁、胜五兵熔化为丹等，其法另载他书，不止如《本草》诸家说，以不关治病，不释。

凡言主治称泄者，谓便溏也。泄痢者，溏且快也。泄澼者，溏快不禁，肠门开辟也。《素问》作"辟"。"辟"，古"闢"字省。

凡言主治称痈肿者，初起之痈，但肿未溃者也。称痈疡、痈伤、痈疮者，皆已溃也。僵去亻、疒加疒旁，即为疡。乃古今字之改易未尽者。《说文》"疮，伤也"，盖疡之久而未敛者。

凡言主治称乳难者，即产难，非乳汁不下之谓。古谓产为乳，《素问》犹然。其有直称产难者，亦由改古为今时，改之未尽故也。

凡言久服，称神仙及延年者，乃轻重之别。历观传记神仙之术二，其炼内丹者，不外《参同契》①一书，其云铅鼎、丹炉，皆喻人脏气，非资药物；其炼外丹者，则资药物，《本草经》殆其滥觞。陶注屡云道家须用者，以此方士托此，滋谬不堪。致问虽在高志之士，辟谷为之容，或足以延年，而愚者因以自毙，不独如昌黎所述也。惟服饵参、术、杞、菊等，随体性所宜，以却病为延年者，犹为近之。人明理岂贪生，贪生必徇欲，徇欲必短命，其势然也。《本经》特为药之性用极言之，以见物理精深。有如此者，亦与其废之，不如存之之意焉尔。

凡言主治各有要指，金石类多主镇逆破坚。草本类多主散结利气，大约苗及茎升，根降，叶散，子攻，花润。虫兽类多主助运泄闭，大约皮、骨、肉、毛、脏腑、血液、屎尿等，各如人身为治。三类并不论寒热，一例间有不然，则另有义。

---

① 《参同契》：即《周易参同契》简称。

神农本经序录

上药：一百二十种为君。主养命以应天。无毒，多服、久服不伤人。欲轻身益气，不老延年者，本《上经》。

中药：一百二十种为臣。主养性以应人。无毒、有毒，斟酌其宜。欲遏病，补虚羸者，本《中经》。

下药：一百二十种为佐使。主治病以应地。多毒，不可久服。欲除寒热邪气，破积聚，愈疾者，本《下经》。

三品合三百六十五种，法三百六十五度，一度应一日以成一岁。

药有君臣佐使，以相宣摄。合和宜^{明万历本下有"用"字}一君二臣三佐五使，又可一君三臣九佐使也。

药有阴阳配合，子母兄弟。根、茎、花、实、苗、皮^{兀大德本"苗皮"二字作"草石"}、骨、肉。有单行者、有相须者、有相使者、有相畏者、有相恶者、有相反者、有相杀者，凡此七情，和合视之。当用相须、相使者良，勿用相恶、相反者。若有毒宜制，可用相畏、相杀者。不尔，勿合用也。

药有酸、咸、甘、苦、辛五味，又有寒、热、温、凉四气，及有毒无毒。阴干暴干，采治时月，生熟，土地所出，真伪陈新，并各有法。

药性有宜丸者、宜散者、宜水煮者、宜酒渍者、宜膏煎者，亦有一物兼宜者，亦有不可入汤酒者，并随药性不得违越。

凡欲疗病，先察其源，先候病机。五脏未虚，六腑未竭，血脉未乱，精神未散，服药必活。若病已成，可得半愈。病势已过，命将难全。

若用毒药疗病，先起如粟麦顾尚之本"粟麦"作"黍粟"，病去及止。不去，倍之；不去，十之。取去为度。

疗寒以热药，疗热以寒药；饮食不消，以吐下药；鬼疰蛊毒，以毒药；痈肿疮瘤，以疮药；风湿，以风湿药。各随其所宜。

病在胸膈以上者，先食后服药。病在心腹以下者，先服药而后食。

病在四肢血脉者，宜空腹而在旦。病在骨髓者，宜饱满而在夜。

夫人病之主，有中风、伤寒、寒热温疟、中恶霍乱、大腹水肿、肠澼下利、大小便不通、奔豚上气、咳逆呕吐、黄疸、消渴、留饮、澼食、坚积癥瘕、惊邪癫痫、鬼疰、喉痹、齿痛、耳聋、目盲、金疮、踒折、痈肿、恶疮、痔、瘘、瘿瘤、男子五劳七伤、虚乏羸瘦、女子带下、崩中、血闭、阴蚀、虫蛇蛊毒所伤。此大略宗兆，其间变动枝叶，各宜依端绪以取之取，一作"收"。

目 录

卷上 ·· 1

上品药：一百二十种 ······································· 1

　朱砂 ·· 1

　云母 ·· 2

　玉泉 ·· 3

　石钟乳 ·· 3

　矾石 ·· 4

　硝石 ·· 4

　朴硝 ·· 4

　滑石 ·· 5

　空青 ·· 6

　曾青 ·· 6

　禹余粮 ·· 6

　太一禹余粮 ·· 6

　白石英 ·· 7

　紫石英 ·· 7

　青石、赤石、黄石、白石、黑石脂等 ·············· 8

菖蒲 ·· 8

菊花 ·· 9

人参 ·· 9

天门冬 ·· 10

甘草 ·· 11

干地黄 ·· 11

术 ·· 12

菟丝子 ·· 13

牛膝 ·· 13

茺蔚子 ·· 13

女萎 ·· 14

防葵 ·· 15

麦门冬 ·· 15

独活 ·· 16

车前子 ·· 17

木香 ·· 17

薯蓣 ·· 18

薏苡仁 ·· 18

泽泻 ·· 18

远志 ·· 19

龙胆 ·· 20

细辛 ·· 20

石斛 ·· 21

巴戟天 ·· 21

白英 ·· 21

白蒿 ·· 23

赤箭 ·· 24

菴藺子 ··· 24

菥蓂子 ··· 24

蓍实 ··· 25

赤芝 ··· 25

黑芝 ··· 26

青芝 ··· 26

白芝 ··· 26

黄芝 ··· 26

紫芝 ··· 26

卷柏 ··· 27

蓝实 ··· 27

靡芜 ··· 27

黄连 ··· 28

络石 ··· 28

蒺藜子 ··· 28

黄芪 ··· 29

肉苁蓉 ··· 29

防风 ··· 30

蒲黄 ··· 30

香蒲 ··· 30

续断 ··· 31

漏芦 ··· 32

天名精 ··· 32

决明子 ··· 33

丹参 ··· 33

飞廉 ··· 34

五味子 ··· 34

旋花 ……………………………………………………… 35

兰草 ……………………………………………………… 37

蛇床子 …………………………………………………… 37

地肤子 …………………………………………………… 37

景天 ……………………………………………………… 38

茵陈蒿 …………………………………………………… 38

杜若 ……………………………………………………… 39

沙参 ……………………………………………………… 40

徐长卿 …………………………………………………… 41

石龙刍 …………………………………………………… 41

云实 ……………………………………………………… 41

王不留行 ………………………………………………… 41

牡桂 ……………………………………………………… 42

菌桂 ……………………………………………………… 42

松脂 ……………………………………………………… 44

槐实 ……………………………………………………… 45

枸杞 ……………………………………………………… 46

橘柚 ……………………………………………………… 46

柏实 ……………………………………………………… 47

茯苓 ……………………………………………………… 48

榆皮 ……………………………………………………… 48

酸枣 ……………………………………………………… 49

干漆 ……………………………………………………… 49

蔓荆实 …………………………………………………… 50

辛夷 ……………………………………………………… 51

杜仲 ……………………………………………………… 51

桑上寄生 ………………………………………………… 51

女贞实 …………………………………………………… 52

蕤核 ································· 52

藕实茎 ······························ 53

大枣 ······························· 53

葡萄 ······························· 53

蓬蘽 ······························· 54

鸡头实 ····························· 54

胡麻 ······························· 55

麻黄 ······························· 55

冬葵子 ····························· 58

苋实 ······························· 58

白瓜子 ····························· 58

苦菜 ······························· 59

龙骨 ······························· 59

麝香 ······························· 60

熊脂 ······························· 60

白胶 ······························· 61

阿胶 ······························· 61

石蜜 ······························· 62

蜂子 ······························· 62

蜜蜡 ······························· 63

牡蛎 ······························· 63

龟甲 ······························· 64

桑螵蛸 ····························· 64

卷中 ································· **66**

中品药：一百二十种 ················ **66**

雄黄 ······························· 67

雌黄 ······························· 67

石硫黄 ·· 67

水银 ·· 67

石膏 ·· 68

磁石 ·· 68

凝水石 ·· 69

阳起石 ·· 69

理石 ·· 69

长石 ·· 69

石胆 ·· 70

白青 ·· 70

扁青 ·· 71

肤青 ·· 71

干姜 ·· 72

菜耳实 ·· 72

葛根 ·· 72

栝楼根 ·· 73

苦参 ·· 73

茈胡 ·· 73

芎藭 ·· 74

当归 ·· 74

麻黄 ·· 75

通草 ·· 75

芍药 ·· 75

蠡实 ·· 75

瞿麦 ·· 76

玄参 ·· 77

秦艽 ·· 77

百合 ……………………………………………… 77

知母 ……………………………………………… 78

贝母 ……………………………………………… 78

白芷 ……………………………………………… 78

淫羊藿 …………………………………………… 79

黄芩 ……………………………………………… 79

石龙芮 …………………………………………… 80

茅根 ……………………………………………… 81

紫菀 ……………………………………………… 81

紫草 ……………………………………………… 81

茜根 ……………………………………………… 82

败酱 ……………………………………………… 82

白鲜 ……………………………………………… 82

酸酱 ……………………………………………… 83

紫参 ……………………………………………… 83

藁本 ……………………………………………… 84

狗脊 ……………………………………………… 84

萆薢 ……………………………………………… 85

白兔藿 …………………………………………… 85

营实 ……………………………………………… 85

白薇 ……………………………………………… 86

薇衔 ……………………………………………… 86

翘根 ……………………………………………… 86

水萍 ……………………………………………… 87

王瓜 ……………………………………………… 87

地榆 ……………………………………………… 88

海藻 ……………………………………………… 88

泽兰 ·· 88

防己 ·· 88

牡丹 ·· 89

款冬花 ·· 89

石韦 ·· 90

马先蒿 ·· 90

积雪草 ·· 91

女菀 ·· 91

王孙 ·· 91

蜀羊泉 ·· 92

爵床 ·· 92

栀子 ·· 92

竹叶 ·· 93

檗木 ·· 93

吴茱萸 ·· 93

桑根白皮 ··· 94

芜荑 ·· 94

枳实 ·· 94

厚朴 ·· 95

秦皮 ·· 95

秦椒 ·· 95

山茱萸 ·· 96

紫葳 ·· 96

猪苓 ·· 97

白棘 ·· 97

龙眼 ·· 97

木兰 ·· 98

五加皮 …… 98

卫矛 …… 98

合欢 …… 99

彼子 …… 99

梅实 …… 100

桃核仁 …… 100

杏核仁 …… 100

蓼实 …… 100

葱实 …… 101

薤 …… 101

假苏 …… 101

水苏 …… 102

水靳 …… 102

发皮 …… 103

白马茎 …… 103

鹿茸 …… 103

牛角䚡 …… 104

羖羊角 …… 104

牡狗阴茎 …… 104

羚羊角 …… 105

犀角 …… 105

牛黄 …… 105

豚卵 …… 105

麋脂 …… 106

丹雄鸡 …… 107

雁肪 …… 108

鳖甲 …… 108

鲍鱼甲 ……………………………………………… 108

蠡鱼 ………………………………………………… 109

鲤鱼胆 ……………………………………………… 109

乌贼鱼骨 …………………………………………… 109

海蛤 ………………………………………………… 110

文蛤 ………………………………………………… 111

石龙子 ……………………………………………… 111

露蜂房 ……………………………………………… 112

蚱蝉 ………………………………………………… 112

白僵蚕 ……………………………………………… 113

卷下 …………………………………………………… 114

下品药：一百二十五种 …………………………… 114

孔公蘖 ……………………………………………… 115

殷蘖 ………………………………………………… 115

铁精 ………………………………………………… 115

铁落 ………………………………………………… 116

铁 …………………………………………………… 116

铅丹 ………………………………………………… 116

粉锡 ………………………………………………… 116

锡铜镜鼻 …………………………………………… 117

代赭 ………………………………………………… 117

戎盐 ………………………………………………… 117

大盐 ………………………………………………… 118

齿鹹 ………………………………………………… 118

青琅玕 ……………………………………………… 118

礜石 ………………………………………………… 118

石灰 …………………………………………………… 119

白垩 …………………………………………………… 119

冬灰 …………………………………………………… 119

附子 …………………………………………………… 120

乌头 …………………………………………………… 121

天雄 …………………………………………………… 122

半夏 …………………………………………………… 122

虎掌 …………………………………………………… 123

鸢尾 …………………………………………………… 123

大黄 …………………………………………………… 124

葶苈 …………………………………………………… 124

桔梗 …………………………………………………… 124

莨菪子 ………………………………………………… 125

草蒿 …………………………………………………… 125

旋覆花 ………………………………………………… 125

藜芦 …………………………………………………… 126

钩吻 …………………………………………………… 126

射干 …………………………………………………… 126

蛇含 …………………………………………………… 127

常山 …………………………………………………… 127

蜀漆 …………………………………………………… 127

甘遂 …………………………………………………… 128

白蔹 …………………………………………………… 128

青葙子 ………………………………………………… 129

雚菌 …………………………………………………… 129

白及 …………………………………………………… 131

大戟 …………………………………………………… 131

泽漆 ································· 131

茵芋 ································· 132

贯众 ································· 133

荛花 ································· 133

牙子 ································· 133

羊踯躅 ······························ 134

芫花 ································· 134

姑活 ································· 134

别羁 ································· 135

商陆 ································· 136

羊蹄 ································· 136

萹蓄 ································· 137

狼毒 ································· 137

鬼臼 ································· 137

白头翁 ······························ 138

羊桃 ································· 138

女青 ································· 139

连翘 ································· 139

石下长卿 ···························· 139

蔄茹 ································· 140

乌韭 ································· 140

鹿藿 ································· 141

蚤休 ································· 141

石长生 ······························ 141

陆英 ································· 142

荩草 ································· 143

牛扁 ································· 143

夏枯草 ······························ 144

屈草 ……………………………………… 144

巴豆 ……………………………………… 145

蜀椒 ……………………………………… 145

皂荚 ……………………………………… 145

柳华 ……………………………………… 146

楝实 ……………………………………… 146

郁李仁 …………………………………… 146

莽草 ……………………………………… 147

雷丸 ……………………………………… 147

梓白皮 …………………………………… 147

桐叶 ……………………………………… 148

石南 ……………………………………… 148

黄环 ……………………………………… 148

溲疏 ……………………………………… 148

鼠李 ……………………………………… 149

松萝 ……………………………………… 149

药实根 …………………………………… 149

蔓椒 ……………………………………… 151

栾华 ……………………………………… 151

淮木 ……………………………………… 151

大豆黄卷 ………………………………… 151

腐婢 ……………………………………… 153

瓜蒂 ……………………………………… 153

苦瓠 ……………………………………… 153

六畜毛蹄甲 ……………………………… 154

燕屎 ……………………………………… 154

天鼠屎 …………………………………… 154

鼺鼠 ……………………………………… 155

伏翼 ···································· 155

虾蟆 ···································· 156

马刀 ···································· 156

蟹 ····································· 157

蛇蜕 ···································· 157

猬皮 ···································· 158

蠮螉 ···································· 158

蜣螂 ···································· 158

蛞蝓 ···································· 159

白颈蚯蚓 ································ 160

蛴螬 ···································· 160

石蚕 ···································· 160

雀瓮 ···································· 161

樗鸡 ···································· 161

斑猫 ···································· 161

蝼蛄 ···································· 161

蜈蚣 ···································· 162

马陆 ···································· 162

地胆 ···································· 163

萤火 ···································· 164

衣鱼 ···································· 164

鼠妇 ···································· 164

水蛭 ···································· 164

木虻 ···································· 165

蜚虻 ···································· 165

蜚廉 ···································· 166

䗪虫 ···································· 167

贝子 ···································· 167

上品药：一百二十种

朱砂　云母　玉泉　石钟乳　矾石　硝石　朴硝　滑石　空青　曾青　禹余粮　太一禹余粮　白石英　紫石英　青石、赤石　黄石　白石　黑石脂　菖蒲　菊花　人参　天门冬　甘草　干地黄　术　菟丝子　牛膝　茺蔚子　女萎　防葵　麦门冬　独活　车前子　木香　薯蓣　薏苡仁　泽泻　远志　龙胆　细辛　石斛　巴戟天　白英　白蒿　赤箭　菴䕡子　菥蓂子　蓍实　赤芝　黑芝　青芝　白芝　黄芝　紫芝　卷柏　蓝实　蘼芜　黄连　络石　蒺藜子　黄芪　肉苁蓉　防风　蒲黄　香蒲　续断　漏芦　天名精　决明子　丹参　飞廉　五味子　旋花　兰草　蛇床子　地肤子　景天　茵陈蒿　杜若　沙参　徐长卿　石龙刍　云实　王不留行　牡桂　菌桂　松脂　槐实　枸杞　橘柚　柏实　茯苓　榆皮　酸枣　干漆　蔓荆实　辛夷　杜仲　桑上寄生　女贞实　蕤核　藕实茎　大枣　葡萄　蓬蘽　鸡头实　胡麻　麻蕡　冬葵子　苋实　白瓜子　苦菜　龙骨　麝香　熊脂　白胶　阿胶　石蜜　蜂子　蜜蜡　牡蛎　龟甲　桑螵蛸

朱砂

丹砂味甘，微寒。主身体五脏百病。养精神，安魂魄，益气

明目，杀精魅①邪恶鬼②。久服通神明，不老。能化为汞。

案③："邪"上当有"百"字。《经》特注化汞，与中品水银化丹为互文，以见他处丹汞，非《经》所指。

二物既可互化，则性用当同。乃《经》于水银"主疥瘘、痂疡、秃虮、堕胎、除热"，皆为去风湿之用，而于此半皆养正辟邪，似大相悬殊者，盖二物实皆攻津液。百病之生，精神之失养，魂魄之不安，目之不明，精物邪鬼之来，皆以风搏津液化痰为招。丹砂去痰，其效自如此，与水银之主风湿所生病同意。《经》于水银云久服神仙，著风湿既去后之效也。《周礼·天官》注：五毒④方中有丹砂，取去风痰之效也。《经》文自有对面说法，在后人善会之耳，泥《经》之文，未许其通《经》之意也。

云母

味甘，平。主身皮死肌，中风寒热，如在车船上⑤。除邪气，安五脏，益子精，明目。久服轻身延年。一名云珠，一名云华，一名云英，一名云液，一名云砂，一名鳞石。

---

① 精魅：又名鬼魅，鬼神之属。古人认为是致病因素之一。《诸病源候论·鬼魅候》云："凡人有为鬼物所魅，则好悲而心自动，或心乱如醉，狂言惊怖，向壁悲啼，梦寐喜魇，或与鬼神交通。病苦乍寒乍热，心腹满、短气，不能饮食，此魅之所持也。"

② 邪恶鬼：又称邪恶鬼毒。指鬼疰传染病的病源。古人认为人得此病必死，死后疰易他人亦死，凶猛异常，故称之邪恶鬼。

③ 案：通"按"。

④ 五毒：五种有毒的药物。《周礼·疡医》："凡疗疡以五毒攻之。"郑玄注："五毒，五药之有毒者，石胆、丹砂、雄黄、礜石、磁石。"

⑤ 如在车船上：指眩晕。

案："死肌^①"即不仁之谓，下仿此。"中风寒热"谓中风而发为寒热，病在半表里也。"如在车船上"句，申"中风"，为此药之治中风，乃治"寒热如在车船上"之症也。"除邪"以下四句，言去风后之效。"子精"谓入房所出之精。"久服"以下，推去风之效而极言之。

《经》凡云邪气者，皆风寒已入半表里之谓。如《伤寒论》于表证言风、言寒，至一入半表里，则不分风寒，总称邪气。小柴胡汤方治云，邪气入与正气相搏是也，读者须切知之。

云母与阳起石为根株，故阳起起阴主肾，云母镇气主肺，肾即肺之根。凡药一物异用者，皆仿此。乌头、附子亦然，另有论。

玉泉

味甘，平。主五脏百病。柔筋强骨，安魂魄，长肌肉，益气，利血脉。久服耐寒暑，不饥渴，不老神仙<small>卢本脱"利血脉"以下十五字，今从《纲目》及顾本补</small>。人临死服五斤，死三年色不变。一名玉札。

案：玉，石华也。《别录》有黑、白、赤、黄四石华，无青石华，即有青玉可证。以玉屑水磨之即为玉泉。泉犹浆也，札犹屑也。

石钟乳

味甘，温。主治咳逆上气，明目益精，安五脏，通百节，利

---

① 死肌：中医病证名。指肌肉或肌肤麻木不仁，活动不利或不灵活，僵硬或拘挛。一指坏死的肌肉，即疮疡不荣之死肌。

九窍，下乳汁。

案："咳逆上气"三句，皆取重降之义。"通百节"三句，皆象钟乳之潜沉土石中。《经》云咳逆者，盖统噎、哕^①、哕、噫等诸閟气分言，故《千金》云"哕者，咳逆之名"，谓咳逆病中有名哕者也。

矾石

味酸，寒。主寒热，泄利白沃，阴蚀，恶疮，目痛。坚骨齿。炼饵服之，轻身不老，增年。一名羽涅。

案：《金匮》矾石丸治妇人下白物，知《本经》"泄利"不专主大便言。读当"寒热"以下十二字句。"目痛"亦为目眶痛。凡以矾石作除湿祛痰用者，本此引申之。

硝石

味苦，寒。主五脏积热，胃胀闭。涤去蓄结饮食，推陈致新，除邪气。炼之如膏，久服轻身。一名芒硝。

案：今湖中药肆，称元明粉。

朴硝

味苦，寒。主百病。除寒热邪气，逐六腑积聚，结固留癖，能化七十二种石。炼饵服之，轻身神仙。

---

① 哕（yuē）：通"哕"。《医经溯洄集·呕吐干呕哕咳逆辨》："无哕与哕，盖字异而音义俱同者也。"哕、哕为同义，不能别列。

案："硝"不经炼，其力尤猛，故主治烈于芒硝，今药肆称皮硝。

附：硝说

诸家释硝，纷如聚讼，至《纲目》则更纰缪。但取《本草》经文细绎之，诸家中自有得者不可没也。《经》曰朴硝一名硝石朴，硝石一名芒硝，其硝、朴者明。系未经煮炼之名，云硝石朴，犹云硝石之未经煮炼者也。反是以推，则云硝石者，即为已经煮炼者之名自明。已经煮炼，则有芒刺如石之坚，故名硝石为芒硝，《经》文最为简捷易晓。陶注据《别录》云，芒硝疗与硝石同，疑芒硝即硝石，自是有识。又曰今医家多用煮炼作色者，此正与仲景用硝皆为芒硝者合也。又曰以朴硝作芒硝者，用暖汤淋汁煮之，着木盆中，经宿即成。此明谓朴硝在先，硝石即芒硝在后也。又曰朴硝生山崖上，色多青白，亦杂黑斑。土人择取白轻者以当硝石用之，当烧令汁沸出。此明谓朴硝是生硝。烧与煮同意，伪充之硝石，必烧而用，即真硝石为已经煮炼之推也，陶注极合《经》意。《别录》别出芒硝者，因硝石、芒硝随时异称故也。《别录》中往往如此，其余诸说则因不能的知《经》旨，而各据目见者言之，于是重沓乖错不可胜诘。若焰硝乃后人制造，乌足当神化之称，于《本经》硝石无涉。今药肆有芒硝、有朴硝，而无硝石。别有火硝，即焰硝。火硝之提净炼过者为马牙硝，颇不误。

滑石

味甘，寒。主身热，泄澼[1]，女子乳难[2]，癃闭。利小便，荡胃

---

[1] 泄澼：中医病证名，指痢疾。"澼"指垢腻黏滑似涕似脓的液体。

[2] 乳难：中医病证名。一指分娩困难，即难产。二指乳汁分泌不足或乳汁不下之意。见于《神农本草经》。《说文解字》："人及鸟生子曰乳，兽曰产。"

中积聚寒热，益精气。久服轻身，耐饥，长年。

空青

味甘，寒。主治青盲、耳聋。明目，利九窍，通血脉，养精神。久服轻身，延年不老顾尚之本"老"下有"能化铜、铁、铅、锡作金"。

曾青

味酸，小寒。主目痛，止泪出。风痹，利关节，通九窍，破癥坚积聚。久服轻身不老。能化金铜。

案：曾青，《千金》治坚癥诸大方中有用之者，而不用空青。二青之别如此，合《本经》。"曾"读为"层"。

禹余粮

味甘，寒。主咳逆，寒热烦满，下痢"痢"字从《御览》九百八十八补正。全书通例无秃言"下赤白者"赤白，血闭①，癥瘕，大热。炼饵服之不饥，轻身延年。

太一禹余粮

味甘，平。主咳逆上气，癥瘕，血闭，漏下《纲目》下有"除邪气，肢节不利"七字。顾尚之本有"除邪气"三字。久服耐寒暑，不饥，轻身飞行千里，神仙。一名石脑。

---

① 血闭：中医病证名。指因瘀血所致的闭经。

案：太一禹粮，陶注已不能的识，《伤寒论》禹余粮，宋本皆着"太一"二字，是仲景所用余粮乃太一余粮也。后世所用者，大抵如陶说云今人总呼为太一余粮耳。据陶注知，余粮出空青处，亦铜精也。治邪气已入下焦之症，须与空青、曾青类列者此也。大抵青类，皆治痰结之积。

禹余粮症，因漏成闭，因闭成癥，由通而塞也。太一余粮症，因癥成闭，因闭成漏，虽塞犹通也，后先不同，故一则"寒热烦满"，一则"上气"，表里有别。

白石英

味甘，微温。主消渴，阴痿不足，咳《御览》九百八十七"咳"作"呕"逆，胸膈间久寒。益气，除风湿痹。久服轻身，长年。

案："寒"当为"塞"，即《金匮》之胸中窒也。"除风湿痹"谓因风而病湿痹，承"咳逆久寒"言。"益气"承"消渴、阴痿"言。

紫石英

味甘，平。主心腹咳《御览》九百八十七"咳"作"呕"逆邪气。补不足，女子风寒在子宫，绝孕十年无子。久服温中，轻身延年。

案：白石英主肾气不能上承，致肺家虚寒之症。消渴，肾气衰不生液也。阴痿不足，肾气衰不煦筋也。咳逆、胸膈间久寒，肾气不能上荣于肺，而风寒袭之也。"益气"以肾言，"除风湿痹"以肺言。若紫石英主肾气虚，已被风寒所侵之症，故上见于心腹，下见于子宫也。然则二石英之分，一则肾虚而邪仅在肺，一则肾虚而邪过于肺，深浅之别也。然使邪犹带表，必待升散者，切勿用之，永不复出。以二英虽摩荡攻邪，终有重坠之性故也。甄权云白石英治肺痈吐脓，紫石英治惊痫蚀脓。夫惊痫，固肾已病也，二英皆能剥蚀津液，而高下悬殊，俗医谓为纳气者，妄也。蚀脓当是蚀肾间之脓，如《金匮》奔豚中吐脓症。

青石、赤石、黄石、白石、黑石脂等

味甘，平。主黄疸，泄痢，肠澼脓血，阴蚀，下血赤白，邪气痈肿，疽痔恶疮，头疡疥瘙。久服补髓益气，肥健不饥，轻身延年。五石脂，各随五色补五脏。

案：此主治，大半是蜃。

菖蒲

味辛，温。主风寒湿痹，咳逆上气。开心孔，补五脏，通九窍，明耳目，出音声。久服轻身，不忘，不迷惑，延年。一名昌阳。

案：《经》文凡但曰湿痹不申者，皆止四肢不用。四肢不用而兼咳逆上气，乃痰涎所为，故原之曰风寒。昌犹通也。昌阳，谓其通达阳气。顾本与此同云依明万历本。《纲目》"声"字下有"主耳聋痈疮，温肠胃，止小便利"十三字，"年"字下有"益心志，高志不老"七字，疑皆《别录》文，写者羼入之。又考《肘后》^①治耳聋、《寿域》治眼针、《证治要诀》^②治便毒，皆用其根，疑此"主耳聋"上脱"根"字耳。《经》但称菖蒲，而《纲目》入"很"下，非是。

菊花

味甘，平。主风头，头眩肿痛，目欲脱，泪出，皮肤死肌，恶风湿痹。久服利血气，轻身耐老延年。一名节华。

案："头眩肿痛，目欲脱，泪出"九字，申"风头"。"恶风湿痹"，"恶"当去声，主里热乘表所致之恶风。"泪"即"涙"字，或横"目"作"泗"，《诗》"涕泗滂沱"。

人参

味甘，微寒。主补五脏，安精神，定魂魄，止惊悸，除邪气。明目，开心益智。久服轻身延年。一名人衔，一名鬼盖。

案：此为党参、辽参之总称。辽参之属，有吉林宁古台、高丽^③、东洋诸参。若西洋参非参类，不属此。近张璐^④说人参即沙参

---

① 《肘后》：方书，即《肘后备急方》《肘后救卒方》的简称。东晋·葛洪著，中国第一部临床急救手册。

② 《证治要诀》：元末明代名医戴思恭（字原礼，号肃斋，婺州浦江，今属浙江诸暨，朱震亨四传弟子）著。

③ 高丽：古代国名，又称高句丽、高句骊、句骊。战国时属燕，辖地约有今鸭绿江及其支流浑江流域一带。

④ 张璐：字路玉，晚号石顽老人，江南长州（今江苏苏州）人，清代名医。著有《伤寒缵论》《伤寒绪论》《张氏医通》《本经逢原》等。

中之佳者是也，其性用则长于渐渍浸淫，故称濅。近陈修园①谓为生津补阴者近是说见《新方八阵砭》。陈说据仲景汗后用参例推得之，故绝胜诸家。

天门冬

味苦，平。主诸暴风湿偏痹。强骨髓，杀三虫②，去伏尸③。久服轻身，益气延年。一名颠勒。

案：云杀虫尸，似兼百部为义。天，颠也。勒，言有刺。

附：薔蘼说

《尔雅》"薔蘼，虋冬"，注但云门冬也，似兼天、麦二种言。然揆④之名义，凡茂盛足资障蔽者始称薔，如薔、虞、蓼是薔。"薔"亦墙，省声字也。其柔弱披靡者始称蘼，如蕲、苣、蘼芜是。若麦门冬，茎如韭状，无障蔽，又不披靡，不足当薔蘼之称，其排匀细软者，惟天门冬为然。《尔雅》当即指此。别有百部，名野天冬，湖俗呼为文竹。文竹即虋冬之转音，其状亦排匀细软，

---

① 陈修园：即陈念祖，字修园，又字良有，号慎修，福建长乐（今福建省福州市长乐区）人，清代名医。著有《灵素节要浅注》《伤寒论浅注》《金匮要略浅注》《长沙方歌括》《伤寒真方歌括》《金匮方歌括》《时方歌括》《伤寒医诀串解》《女科要旨》《神农本草经读》《医学三字经》《医学实在易》《医学从众录》《时方妙用》《景岳新方砭》等。
② 三虫：指三种常见的肠道寄生虫病，即长虫（蛔虫）、蛲虫、赤虫（姜片虫）。《诸病源候论》卷五十："三虫者，长虫、赤虫、蛲虫。"
③ 伏尸：中医古病名。《诸病源候论·伏尸候》："伏尸者，谓其病隐伏在人五脏内，积年不除。未发之时，身体平调，都如无患；若发动，则心腹刺痛，胀满喘急。"
④ 揆：本义为测量，考察。引申指估量，揣测，准则，道理，职务，各种事务。又特指总揽事务的人，即宰相。

以彼证此何疑? 此外, 又有蛇床,《别录》亦名蔷蘼, 其花实皆细弱, 与披靡义合, 但不蔓延为异。又有白蔷蘼,《本草经》谓之营实。蔷蘼, 其状则茂盛而披靡, 且蔓延矣。其名有山棘、牛棘、牛勒诸称, 与天冬之名天棘、颠棘、颠勒相似, 皆以其有刺得名, 如葛有刺者称葛勒之例。其营实者, 陶注以为蔷蘼之子。盖蔷蘼种类甚多, 有不结子者,《经》取其结子者入药, 故曰营实, 蔷蘼尔。要之二者, 皆足为蔷蘼名义之证。

甘草

味甘, 平。主五脏六腑寒热邪气。坚筋骨, 长肌肉, 倍气力。销疮疱[①], 解毒。久服轻身延年。蜜甘, 美草《广雅》作"美蕅"。

案: 今甘草与苦甘草异用。甘草以和药, 苦甘草以治喉症, 一名金锁匙。近王念孙从孙炎说, 甘草即《尔雅》"蕅, 大苦", 谓苦为节之假借, 正与孙炎蕅似地黄同。而苏颂、李时珍皆谓其苗叶全不相似, 殆即苦甘草也。"销"旧作"金", 乃销之剥文。诸家本草及古今方书, 无有专以甘草治金疮者, 今正。《纲目》"解"字在"金"上, 亦非。"疱"即"瘇"字,《说文》:"瘇, 胫迄足肿也。"

干地黄

味甘, 寒。主折跌绝筋伤中。逐血痹, 填骨髓, 长肌肉。作汤除寒热积聚, 除痹生者尤良。久服轻身不老。一名地髓《尔雅》谓

[①] 疱: 足肿病。《广韵·肿韵》:"疱, 足肿疾。"《诗经·小雅·巧言》:"既微且疱, 尔勇伊何。"

之"节"。

案:《经》所谓干,指生者言。《经》所谓生者,指鲜者言。《伤寒》复脉汤方用之者,取绝筋逐痹之意。"作汤"以下十三字,一气宜七字作一句、六字作一句。"除痹"宜生者,是治热痹也,当是后人申《经》"逐血痹"之言。

附:伤中解

本《经》言伤中者十二:干地黄、麦门冬、薯蓣、远志、石斛、胡麻、白胶、桑螵蛸、桑白皮、白马茎、狗阴茎、淮木是也。注家皆止释药义,而不及病名,读之骤苦难晓。考《素·腹中》治中气竭,肝伤之血枯,以四乌贼骨一茹芦丸,云利伤中及伤肝,《新校正》谓"别本如是"。是知伤中云者,与近世内伤二字相似,第近世内伤指一切伤其腹中者言。《经》以"内"为"房劳"之专称,故谓内伤为伤中耳。今王本误作肠中,不可通矣。他如寒中、热中、消中、强中、妇人崩中,诸以"中"称者,其为病皆只在腹中,不必皆涉及房室,可与伤中互证。盖凡治里之药,或兼治表。若诸主伤中者,则专治里,而绝无与于主表也,以此为别。

术

味苦,温。主风寒湿痹,死肌,痉,疸。止汗除热,消食作煎饵。久服轻身延年,不饥。一名山蓟。

案:今白术、苍术异用。白术善守,宜泄利;苍术善行,宜恶气。要皆治风湿所致,故《经》不分。"死肌"二字,申"湿痹"。"痉"当为"痓",痓亦风寒湿所为,且因发汗过多,正与止汗同义。疸者,热食所为,与除热消食同义。此"消食"谓助运化,非能消宿食之积。凡《经》言消食,大宜分别。

菟丝子

味辛，平。主续绝伤，补不足，益气力，肥健。苗汁去面皯。久服明目，轻身延年。一名菟芦。

案：此《尔雅》"女萝，菟丝"也。"芦"当为"萝"。古"芦"字与"萝"通。如芦菔，一称萝葡之例，此萝类。

牛膝

味苦，平《御览》九百九十二作"辛"。疑"平"字即"辛"字之误。徐本"平"作"酸"。主寒湿痿痹[1]，四肢拘挛，膝痛不可屈伸。逐血气，伤热火烂，堕胎。久服轻身耐老。一名百倍。

案："四肢"以下十字，申"痿痹"。"痿"当为"委"，谓委顿无力，非弛长之痿。弛长之"痿"，音读如"蕤"。

茺蔚子

味辛，微温。主明目，益精，除水气。久服轻身。茎，主瘾疹痒，可作汤浴。一名益明，一名益母，一名大札。

案："瘾疹痒"风入血中也。今人谓产妇宜此者，即本《金匮》新产血虚喜中风之意，盖以防痓也。凡《经》中引申之义，其无穷类此。

---

[1] 痿痹：中医病证名。指肢体不能动作或丧失感觉，或麻木疼痛，或痿弱无力，瘫痪不用。《汉书》韩王信传有云："如痿人不忘起。"颜师古注："痿，风痹病也。"《吕氏春秋》篇："多阳则痿。"高诱注云："痿蹷不能行也。"段玉裁《说文解字注》云："古多痿痹联言，因痹而痿也。"

附：芫蔚子说

此即今三角胡麻也。陶注胡麻云茎方者曰巨胜，是巨胜取义于方，如鳶头毛纹，方得名"戴胜"之比古义也。芫蔚亦方茎，盖后人因以胡麻之别名概称，与《本经》胡麻一名巨胜例得通假。《纲目》泥于《经》言，遂谓药肆误以芫蔚子伪充巨胜，其实非伪充也，亦非误也，今肆尚然。知老贾相传如是，即可推得历代相传如是矣。凡论药，有书是而肆非者，如龙骨之为石，金星礞石之为云母，经硫黄煅过是也。有书非而肆是者，如芒硝之属朴硝，马牙硝之属火硝，与此条是也。要之《经》本不误，误于说《经》者之多歧耳。若《新修乌程县志》谓亚麻即三角胡麻，则误。《纲目》"亚麻"下不云"子作三棱"，但云一名壁虱。胡麻其实可榨油点灯，自与芫蔚子之无油为两物。将来修本草者，但当于芫蔚子下的称"三角胡麻"，不得牵合与亚麻，亦不得牵合与胡麻。观陶、苏、寇、李诸说，释胡麻有四棱、六棱、七棱、八棱之详，独不言有三棱，则三角胡麻虽与胡麻同一名巨胜，岂可牵合哉！

女萎

味甘，平。主中风暴热，不能动摇，跌"跌"当为"胅"筋结肉，诸不足。久服去面黑皯，好颜色，润泽。轻身不老。

案："暴热"以下六字，申"中风"，即指风缓症言。久不已，亦为瘫痪。"胅筋结肉"亦皆风热所为，胅[1]筋亦因筋缓而结；结肉亦分气不收、毒著不去所致。此女萎即萎蕤，乃玉竹也。《经》

---

① 胅（dié）：指凸，凸出，臀部。

文当从《尔雅》作委萎，缘别有女萎在《李当之本草》[1]故也。"女"即"委"之剥文，此即黄精。吾湖[2]乌程[3]人称黄精，长兴人称玉竹。

防葵

味辛，寒。主疝瘕，肠泄，膀胱热结，溺不下，咳逆，温疟，癫痫，惊邪狂走。久服坚骨髓，益气轻身。一名黎盖。

案：此药当从张璐《逢原》[4]说，用陶说而申之，云今狼毒中有轻浮者，即系防葵。

麦门冬

味甘，平。主心腹结气，伤中伤饱，胃络脉绝，羸瘦短气。久服轻身，不老不饥。

案："伤中伤饱"云者，谓因伤中而伤饱，致成羸瘦短气也。"伤饱"以下十字句，"胃络"以下八字，申"伤饱"，谓胃燥少津，不能渍谷化生，以至停积，阻遏胃络，食不生肌故羸瘦，食积于中故短气。合言之，则还得"心腹结气"一语而已。仲景竹叶麦门冬汤用此者，由"心腹结气"引申之；复脉汤用此者，由"胃络脉绝"引申之；石膏汤用此者，由"羸瘦短气"引申之。

---

① 《李当之本草》：李当之，师从名医华佗，三国时人。著有《李当之本草经》《李当之药方》，均佚。

② 湖：即湖州。隋仁寿二年（602年）置，治所在乌程县（今浙江湖州）。

③ 乌程：古代地名。秦王政二十五年（前222年）于菰城（今浙江湖州南菰城遗址）置乌程县，属会稽郡。

④ 《逢原》：本草专著。即《本经逢原》简称，清代名医张璐著。

观方中粃①粳米之消食可想已。《别录》语皆与《经》合。独甄氏称其治热毒、大水、面目肢节浮肿，下水似与《经》意乖，想是燥结气滞，表气不得入于里，故浮肿似水耳。藏器②亦云下痰饮，与甄合，或是润气所致下结痰耳。《大明》③谓主时疾热狂头痛者，为其治时疾之兼食积者，热狂头痛，食积所为。

独活

味苦，平。主风寒所击，金疮止"止"当为"上"痛，奔豚，痫痓，女子疝瘕。久服轻身耐老。一名羌活，一名羌青，一名护羌使者。

案：今独、羌活异用。独活善治历节④痛，羌活善治头痛，要皆风入血分所生。疝瘕亦风寒入血所为，故与金疮之痓同治。《后汉书》有护羌校尉之官，此云护羌使者，明系汉人所增。

---

① 粃：同"秕"。秕，本义为植物籽粒不饱满或虚空，即秕谷。引申指坏，恶。
② 藏器：即陈藏器，唐代四明（今浙江宁波）人。著有《本草拾遗》十卷。
③ 《大明》：本草著作，即《大明本草》。原书名为《吴越日华子集》，又称《日华子诸家本草》，简称《日华子本草》，五代十国时期日华子所撰，二十卷，全书收载药物600余种。
④ 历节：中医病证名。痹证的别称，亦称白虎风、历节风、痛风、痛痹。症见关节疼痛或肿胀畸形，疼痛剧烈，或游走不定，屈伸不利。见于《金匮要略·中风历节病脉证并治》。《诸病源候论·风病诸候》："历节风之状，短气自汗出，历节疼痛不可忍，屈伸不得是也。"《太平圣惠方》："夫白虎风病者，是风寒暑湿之毒，因虚所起，将摄失理，受此风邪，经脉结滞，血气不行，蓄于骨节之间，或在四肢，肉色不变，其疾昼静而夜发，即彻骨髓酸疼，其痛如虎之啮，故名曰白虎风病也。"《圣济总录》："历节风者，由血气衰弱，为风寒所侵，血气凝涩，不得流通关节，诸筋无以滋养，真邪相搏，所历之节，悉皆疼痛，故为历节风也。痛甚则使人短气汗出，肢节不可屈伸。"

车前子

味甘，寒。主气癃。止痛，利水道小便《纲目》无"小便"二字，除湿痹。久服轻身耐老。一名当道。

案："止痛"十字，申"气癃"。《金匮》湿痹之候，小便不利，大便反快，《经》意即指此，非他处四肢不用之湿痹。《广雅》"当道，马舄也"。然则，即《尔雅》"马舄，车前"，非"苤苢，马舄"，无治恶疾产难之说。

木香

味辛，温顾无"温"字。主邪气。辟毒疫温鬼[1]，强志。主淋露。久服不梦寤、魇寐。

案：第二"主"上，当有脱字，疑是"茎"或"花"。寤当为悟，寐当为寐，皆形近之误。悟或为忤，寐或为眜，乃噩梦、话魇之属，寐中惊呼者皆是。云"不"者，谓安眠也。下麝香同。《本经》言淋露者，一木香是也；言淋沥者，再贝母，主烦热淋沥；白鲜主咳逆，淋沥是也。若作淋沥不断解，则三文皆不与上下文相贯，不可也。盖蠃、露之声假字，蠃、淋、露、沥，皆一声之假字，蠃、淋、露、沥，皆一声之转。《别录》主劣气不足，甄权主蠃劣，皆与《经》同。

---

[1] 毒疫温鬼：泛指流行性传染病的病源。《诸病源候论·疫病病候》："其病与时气、温、热等病相类，皆由一岁之内，节气不和，寒暑乖候，或有暴风疾雨，雾露不散，则民多疾疫。病无长少，率皆相似，如有鬼厉之气，故云疫疠病。"

薯蓣

味甘，温。主伤中。补虚羸，除寒热邪气，补中益气力，长肌肉，强阴。久服耳目聪明，不饥延年。一名山芋。

案：薯蓣，大旨治气虚而感寒热之邪，著而不去，性有滋润，故能治瘰疬。秘方：生山药一块、蓖麻子三粒，去皮，尽研匀，摊贴甚效。推此而生芋亦效。山药与番茹一类两种，如莱菔之有长、有团，不必分。《经》当总指此二者，观一名山芋可见。

薏苡仁

味甘，微寒。主筋急拘挛，不可屈伸，久风湿搏，下气。久服轻身益气。其根，下三虫。一名解蠡。

案："拘挛"以下六字，申"筋急"。《说文》"蘵，一曰薏苡"。蘵，即陶注所云交趾实大者名薜也。《本草》云一名蘵，音感。

泽泻

味甘，寒。主风寒湿痹，乳难。消水，养五脏，益气力，肥健。久服耳目聪明，不饥，延年轻身，面生光，能行水上。一名水泻，一名芒芋，一名鹄泻。

案："益气力，肥健"五字，与菟丝子同。但菟丝子滋水，泽泻消水为异。盖消邪水则正水自滋，与义两通。面生光，消水之征。凡病液涸者，皆面亮。《说文》"藚，水泻也"，《诗》毛传同。

《尔雅》"蕍，芒芋"。

附：泽泻说

案：此即《尔雅》"茮苡，马舄也"。《文选》注李善引薛君曰"茮苡，泽泻也"，此千古定论。盖《韩诗》直言"车前瞿曰茮苡"。其云瞿者，正与陶注泽泻"尾间必有两歧"说合。韩固未尝以为木也，其云"其实如李"云者，谓其形微似如羊桃。似桃之例，无足为怪。《逸周书》作"桴苡"者，以草木偏旁，古多通假，不必以此疑之。考《韩诗》说"茮苡，伤夫有恶疾也"，恶疾即大风，与《别录》"泽泻叶治大风"合。《毛诗》说"茮苡，妇人药，有子也"，与《大明》泽泻治"产难，补女人血海，令人有子"合。可见韩、毛词异旨同。《说文》称《诗》用毛氏，而"茮"下云"茮苡，一名马舄，其实如李，令人宜子"说，同《韩诗》可证也。自本草家以茮苡为车前，而泽泻历周及汉之古义遂湮。

又古无"泻"字，只作"舄"。《汉书·沟洫志》"终古舄卤"，《海赋》"襄陵广舄"，皆借"舄"为"斥"，是舄为泥湿之地之称。《释名·释衣服》"舄，腊也"《说文》"舄"为"䨿"之正字，䨿与腊，皆昔声，行礼久立地或泥湿，故复其下使干腊也。然则称马舄者，以其生泥湿地，而性能利水，能使干腊故也。凡草生泥湿地者，如龙舌、牛舌、狗舌、麋舌等，皆是舄属。车前、泽泻较彼高大，故并称马，别名鹄泻。鹄，亦高举之义。尝闻陆潜云天津车前高二三尺许，与湖地悬殊。

远志

味苦，温。主咳逆，伤中，补不足，除邪气，利九窍，益智慧，耳目聪明，不忘，强志倍力。久服轻身不老。叶叶，当为"苗"字之误一名小草，一名棘菀《说文》"菀"作"薗"，一名葽绕，一名细草。

案："伤中"以下二十四字作一气。"耳目"以下六字，申"利""益"两句。"强志"句，甄云坚壮阳道①。

远志之"利九窍"，谓"利伤中"之"九窍不利"也。推此而不足、邪气，及智慧聪明、忘、瘘，皆如是。非治一切风寒所致诸证也。

龙胆

味甘，苦寒。主骨间寒热，惊痫邪气。续绝伤，定五脏，杀蛊毒②。久服益智不忘，轻身耐老。一名陵游。

案：明万历本"寒"作"涩"。顾尚之校云"邹本'涩'作'寒'"，不云与卢本合，是今卢本作"寒"，后人改也。"久服"以下，《纲目》以为《别录》文。

苦走骨，故治骨癫疾。骨癫疾，详《灵枢》。此云"寒热惊痫"，即骨癫疾症也。"续绝伤"者，去痰热之阻住经络；"定五脏"者，即指癫言；"杀蛊毒"者，苦寒所致。准正、别二名推之，当为蓼属。蓼之大者称游龙，古谓陆为陵，陵、游云者，谓陆生之游龙也。蓼属即蓝属，故云治相似。

细辛

味辛，温。主咳逆上气徐本无"上气"二字。顾尚之校本亦无，头痛

---

① 阳道：一指男性生殖器。也泛指阳气化生之道。
② 蛊毒：原指古代人通过畜养毒虫、毒蛇所做的毒物，此也泛指多种致病的病原体，如恶虫、血吸虫、阿米巴原虫等。蛊毒所致的病，症状复杂，变化不一，病情较重。

脑动，百节拘挛，风湿痹痛，死肌。久服明目利九窍，轻身长年。一名小辛。

案：细辛，对蒺藜子之称马辛言也。"痛死肌"三字，申"风湿痹"。

石斛

味甘，平。主伤中。除痹下气，补五脏虚劳羸瘦，强阴。久服厚肠胃，轻身延年。一名林兰《纲目》又有"禁生"一名。

案："羸瘦强阴"四字，申"虚劳"。

巴戟天

味辛，微温。主大风邪气，阴痿不起。强筋骨，安五脏，补中，增志益气。

案：《别录》亦名巴戟，是草本之戟也。巴，犹肥也。天，颠也，谓刺在上。《别录》巴戟天疗头面游风，甄云治风癞，《日华》治一切风，合而观之，知此药治风也。凡治痿者，皆去风湿。

白英

味甘，寒。主寒热，八疸，消渴。补中益气。久服轻身延年。一名榖菜。

案：此药即排风草。陶注榖菜作"斛菜"，疑"榖"字本字作"榖"。然明万历本已如此，疑即《唐本草》治暴热喘息、小儿丹肿之蕺菜，亦泻属。八疸，未详。

附：白英说

陶注疑白英为斛菜及益州苦菜，苏恭非之，断为鬼目草，陈藏器因之。《纲目》并将《别录》鬼目合此《经》为一条。然以《本经》水蕲称水英列中品、蒴藋称陆英列下品例之，则上品白英当为白芹，皆蕫类也。蕫类，尽此三英。水蕫，叶圆微尖；陆英，叶长微狭；白芹，叶长微圆。以其同类，故以英类之。芹有赤白两种，并称楚葵，白者为胜，故《本经》专取之。孟诜^①云"高田者，名白芹，置酒酱中香美。余田者，皆有子虫在叶间，视之不见，食之令人为患"是也。韩保升云"芹生水中，叶似芎䓖，其色白者无实，根亦白色"，可见此芹无子，故此《经》注"春采叶，夏采茎，秋采花，冬采根"，独不及子，明系本无实也，安得与鬼目相合？《大明》云芹治烦渴，五种黄病，与此《经》治消渴、黄疸合。藏器云芹去小儿暴热、大人酒后热、鼻塞身热，去头中风热，与此《经》治寒热合。考其名义、形色、性用，而白英之为白芹，而非鬼目草也以明。《尔雅》"荣而不实者谓之英"，白芹无子，正合英称。若水英即《金匮》水芠，其子即石龙芮。陆英即《说文》之蕫，其白者《图经》谓之灰藋，其红心者《嘉祐》^②谓之藜，其子皆如米。彼二英有子而亦称英者，从白芹之类为名，不以其有子为异也。三英皆野生，非人所种，故《本经》采之，而陆英尤其野者也。此余通考众说，多访老农得之，独与《纲目》则不合。二英皆食品，水英则蟹喜食之，不利于人。陶、苏误以水蕲当食芹，因谓白英。人无识者，岂知诸家皆以芹、芎两草互况，则"芹"实"蕲"之省，与二英之为蕫不同。蕲即"蕫"字，非"芹"字也，第本草家混称久矣。《湖州谈志》引

---

① 孟诜（shēn）：汝州梁县（今河南省汝州市）人。唐代中药学家、食疗专家，著有《食疗本草》。

② 《嘉祐》：即《嘉祐本草》简称。宋代掌禹锡、林亿、苏颂等共同编修，共20卷。

《吴兴记》云"芹有二种，今乡土种惟白芹，冬至后作菹甚甘美。春后不食，俗云入春生虫子"。

案：此说正与《金匮》食芹禁忌合。而以白为贵，非即指白英欤？《新修府志》以为水芹，盖沿陶误。

白蒿

味甘，平。主五脏邪气，风寒湿痹。补中益气，长毛发令黑，疗心悬，少食常饥。久服轻身，耳目聪明，不老。

案：此即艾。《离骚·户服》"艾"注"白蒿也"，知古今同名也。艾善理血中之气，故主治如此。主"湿痹"者，或兼灸法言。"心悬"即今所云燺也。"少食常饥"四字，申"心悬"。《千金方》"蔬菜门"有茼蒿，又有白蒿，而茼蒿即蘩，则白蒿非蘩明矣。既非蘩，则为艾无疑。

附：白蒿说

白蒿有二，以叶背白色浅深为别。浅白带青者，今称蓬蒿菜，即《夏小正》《毛诗》《尔雅》之蘩，《千金》之茼蒿也。其深白有茸者，今称艾，灸家用为火炷，即《楚词》王注及《本经》所载也。第艾为青白之称，古者于苍发之年称耆艾，准此以称蓬蒿菜，名义甚符。古云艾蒿，其即此欤？若纯白之艾之称艾，名义不符。《本经》直称白蒿，正名也。《别录》称艾，随时也，故《别录》有艾即无白蒿，亦易女萎为萎蕤、易陆英为蒴藋之例。《千金》亦知《本经》白蒿非蓬蒿，故又列茼蒿。时珍既指白蒿为蘩，又收茼蒿于菜部，重矣。今湖俗二月二日，蚕妇多采蓬花著发间，祝曰养蚕好，盖即《国风》"采蘩"之遗意。至五月五日，即采其茎叶以悬门，而与白背者并称为艾，犹古义也，本草家不可不知考据之学。

沈括辨青蒿曰既名青蒿，当是深青者。然则既名白蒿，当是深白者可知。

赤箭

味辛，温。主杀鬼精物，蛊毒恶气。久服益气力，长阴，肥健，轻身，增年。一名离母义详《抱朴子》，一名鬼督邮。

案：此即天麻。凡杀鬼药，皆治风痰。《巢源》以鬼邪附风门末，可见也。近世天麻治风痰，正与《经》合。

菴䕡子

味苦，微寒。主五脏瘀血，腹中水气，臚胀留热，风寒湿痹，身体诸痛。久服轻身，延年不老。

案：《汉书》注"菴䕡，蒿也"。今栽花家用以接菊，蒿、菊本同类。据《灵枢》"臚胀"即风水。臚，籀文"膚"。"臚胀留热"申"水气"，"身体诸痛"申"湿痹"。

菥蓂子

味辛，微温。主明目，目痛泪出。除痹，补五脏，益精光。久服轻身，不老。一名蔑菥即菥蓂之倒语，一名大蕺，一名马辛马辛，大辛，与细辛之为少辛类。

案：此即甜葶苈也。除痹之痹，谓风痰所生，故不言湿。

蓍实

味苦，平。主益气，充肌肤，明目，聪慧先知。久服不饥，不老轻身。

案：此当从陶注为楮实。《别录》楮实主治与此同，但"聪慧先知"四字易为"阴痿水肿"为异。

附：蓍实说

《纲目》引《唐本草》有陶注以蓍实为楮实云云。泉案：蓍、楮物异。依陶此言推之，《本草经》文必本作楮实。古字草、木偏旁恒通，如茋或作樆，蘽或作欙之类，不可胜举。楮之为蓍，亦犹是也。陶据《别录》楮实主疗与此蓍实大同，故其说如此，若《经》文作楮，陶必不作此注矣。后来误书，《经》"楮"字作"蓍"，苏恭遂以龟蓍之蓍当之。但神农尝药本以便民，必不虚列难致之物以徒炫耳目。蓍实非处处有之，诸家本草皆但言蓍茎，独苏颂始言蓍至秋后结实，其为难致可知。即有病必须此者，亦恐不能应手，况只为益气安神之用，非有裨于急症乎？《经》必不然，断当从陶为是。或者曰，蓍实疑蒫实之误，《别录》有此，云明目目痛。《吴普》云"三月三日采，阴干。主腹胀"。案：如此乃荠菜之子，故与薪蓂子同列软。"蒫"或省艸作"差"，俗书"差"作"荖"，写者因误加日旁耳。《别录》有蒫实，即无蓍实，但《本经》九月、十月采，《别录》三月三日采为异，或古今地土之不同耳。

赤芝

味苦，平。主胸中结。益心气，补中，增智慧，不忘。久食从顾尚之本。下同 轻身不老，延年神仙。一名丹芝。

黑芝

味咸，平。主癃。利水道，益肾气，通九窍，聪察。久食轻身不老，延年神仙。一名玄芝。

案：卢本作"通九窍，益肾气，利水道，聪察"，今依诸芝书例，从顾本乙正。

青芝

味酸，平。主明目。补肝气，安精魂，仁恕。久食轻身不老，延年神仙。一名龙芝。

白芝

味辛，平。主咳逆上气。益肺气，通利口鼻，强志意，勇悍，安魄。久食轻身不老，延年神仙。一名玉芝。

黄芝

味甘，平。主心腹五邪。益脾气，安神，忠信和乐。久食轻身不老，延年神仙。一名金芝。

紫芝

味甘，温。主耳聋。利关节，保神，益精气 顾本无"气"字，坚筋骨，好颜色。久服轻身不老，延年。一名木芝。

卷柏

味辛，温。主五脏邪气，女子阴中寒热痛，癥瘕，血闭，绝子。久服轻身，和颜色。一名万岁。

案：此即今九死还魂草也。"卷"音"拳"，言其似柏而拳挛也。亦长生属，古曰万岁。《别录》玉伯，其类也。近有姚某说，今药肆卷柏系檽柏秧，则与《本经》不同。因寒热致痛，因痛成癥，因癥致闭，因闭无子，为女科专药。

蓝实

味苦，寒。主解诸毒，杀蛊蚑疰鬼，螫毒。久服头不白，轻身。

案：此即蓼蓝子，亦蓼属。《逢原》谓"蓼蓝，即大青"，故以此为大青之子。又云"小青，即蓝之小者，叶光如景天"。"蚑"疑即"魃"字，当在"疰"下。

蘼芜

味辛，温。主咳逆，定惊气，辟邪恶，除蛊毒、鬼疰，去三虫。久服通神。一名薇芜犹麋衔—作"薇衔"。

案：今药肆蘼芜与芎䓖锉匀，不分。仲景《金匮》以芎䓖治胎前心痛，即此"主咳逆"之引申。咳逆为气分不利，怀胎之痛，亦气道不利所生。蘼芜与芎䓖同物，义得相通。

黄连

味苦，寒。主热气目痛，眦伤泣出。明目。肠澼腹痛下痢，妇人阴中肿痛。久服令人不忘。一名王连《御览》引《广雅》同。

案：泣，古"涙"字。

络石

味苦，温。主风热死肌，痈疡"疡"或为"伤"，口干舌焦，痈肿不消，喉舌肿，水浆不下一本"下"下有"大惊入腹，除邪气，养肾"九字。久服轻身明目，润泽好颜色，不老延年。一名石鲮《吴普》作"鲮石"。

案：此主治皆风热入血之症。此萝属，明·陈岳溪《疡科选粹》云"络石即鬼系腰，亦即薜萝。两叶相对，有三角"，与陈自明《外科精要》同。《精要》又云"鬼系腰，生竹篱阴湿石岸间。络石而生络木者，无用"。泉谓：以《别录》《吴普》一名云花、云珠、石血推之，当如韩保升[1]有花有子，李时珍折之白汁出云云参看。且萝为草本，与虆为木本不同，《经》列此于草，知言薜萝是也。"鲮"读为"凌"，亦络也。

蒺藜子

味苦，温。主恶血，破癥结积聚，喉痹，乳难。久服长肌肉，

---

[1] 韩保升：五代后蜀（今四川）人，曾任翰林学士，奉诏主修本草。并以《新修本草》为蓝本，参校、增补、注释、修订药品形态，精究药物功效，参考多种本草文献，著成《蜀本草》，共20卷，附有《图经》。

明目轻身。一名旁通，一名屈人，一名止行，一名豺羽，一名
升推。

案：蒺藜，治血分之风。凡风入血分，则血恶，故"主恶
血"。"破癥"以下九字，申"恶血"。"喉痹、乳难"皆有恶血一
因，故连属"癥结积聚"下。今用如寇宗奭说，去风同刺蒺藜，
补肾用潼蒺藜。然补肾亦去风之效，但不必去恶血耳。

黄芪

味甘，微温。主痈疽久败疮，排脓止痛，大风癞疾，五痔鼠
瘘。补虚。小儿百病。一名戴糁。

案：芪，致也。此药性善推致，故能达表，使汗出。"补虚"
谓托里，以补表之虚也。东垣有当归黄耆汤方，乃托里以去卫分
之风，行表以去营分之寒者，以其挟虚，故不从麻、桂正治。于
脉浮大，知其表有邪；以按无，知其里自虚也。近徐灵胎谓为补
表血之方，全误。

"大风"与"癞疾"，为微甚之分，非泛言风邪也。"痔"与
"瘘"，为初终之分，皆承"久败疮"言，以四症皆有脓及痛。疑
古本"止痛"下即接"补虚"，后来名医足此八字耳。凡《经》文
句调不一者，仿此。

肉苁蓉

味甘，微温。主五劳七伤。补中，除茎中寒热痛。养五脏，
强阴，益精气，多子。妇人癥瘕。久服轻身。

案："苁蓉"当作"从容"，《吴普》作"松容"。从容、松容，
皆自动之意。《说文》"榕，为松之或字"，而《白虎通》"宗庙松

者，所以自竦动"。竦动，即松容也。《辍耕录》谓锁阳淫妇就合，勃然发动云云，正与松容命名义合。而野马遗精云云，又与陶合；鳞甲栉比云云，又与保升合。疑陶、韩注本，指锁阳为肉苁容也。后人别出锁阳，因以草苁容压扁，以当肉苁容耳。今药肆或取嫩松盐渍为之，实以锁阳之外，别无物足当此名也。

防风

味甘，温。主大风头眩痛，恶风，风邪，目盲无所见，风行周身，骨节疼痹《御览》九百九十二"痹"作"痛"，《纲目》亦然，烦满。久服轻身。一名铜芸。

案："大风头眩痛"半表半里也，"恶风"表也，"风邪，目盲无所见"半表半里也，"骨节疼痛"表也，"烦满"里也。《金匮》桂枝芍药知母汤方治历节疼痛本此。

蒲黄

味甘，平。主心腹膀胱寒热。利小便，止血，消瘀血。久服轻身，益气力，延年神仙。

案：蒲黄所主之"寒热"，乃风所为。"利小便"者，利风癃也。"止血"者，消风在血分而散出之者也。"消瘀血"三字，乃"止血"之注。

香蒲

味甘，平。主五脏心下邪气，口中烂臭。坚齿、明目、聪耳。久服轻身耐劳。一名睢。

案："五脏"以下十字句。盖治胃中湿热，乃风寒入里酿成者，故曰邪气。睢，《纲目》不列此名，疑即蔬之误，疑即《别录》"白昌"。

附：香蒲、蒲黄说

今蒲包草，古称蒲厘。蒲厘，即《尔雅》"符离"之同声通假字。《释草》"莞_{当从《说文》《玉篇》作"蔬"}符离其上蒚"，《说文》《玉篇》作"夫离"。夫离与蒲厘亦双声字。《玉篇》"蒚"下云"蒲蒚，谓今蒲头有苔，苔上有重苔出黄，即蒲黄"，据此知《本经》与《尔雅》合矣。香蒲自是菖蒲之属，菖有白菖，而郭注《尔雅》"莞_{亦当作"蔬"}蒲，一名白蒲"相类，诸蒲当以香蒲为正，而菖蒲、乌蒲次之。若莞蔺则为圆蒲，乃蒲之有管者。莞之言管也，与香蒲绝不类而亦称蒲者，蒲字从艸，浦声。本水边草生之统称，故水杨称蒲柳，犹言蒲柳。浦，水边也。《说文》"莞蔺，蒲蒻类厕而蔬"，反不与之同列，与《玉篇》次字大异，疑后人颠倒之。

续断

味苦，微温。主伤寒，补不足，金疮痈疡，折跌，续筋骨，妇人乳难。久服益气力。一名龙豆，一名属折。

案："续筋骨"三字，乃"折跌"之注，"疡"或为"伤"字之误也。《御览》九百八十九与此同。《桐君药录》所释"真续断"久绝，李当之、范汪[①]、日华子，皆以大蓟当之。初虞世[②]言是其根，陶、甄皆不从其说。《千金》卷四白芷丸方下云无续断，大蓟根代其，同卷中诸方，续断与小蓟同用者不少，则系孙真人不与

---

① 范汪：字玄平，南阳顺阳（今河南省淅川县）人，东晋时期著名政治家、医学家。著有《范汪方》。

② 初虞世：字和甫，北宋著名医学家。

李当之等同。甄于续断云去诸温毒，宣通血脉，于大蓟云捣根，绞汁服半升，主崩中下血立差。甄别二物，性用甚明。特未知甄所指续断何状，二苏所释，并与二说不同，今方中直用大蓟根可也，不必如《经》之功效。

漏芦

味苦，寒。主皮肤热，恶疮疽痔，湿痹，下乳汁。久服轻身益气，耳目聪明，不老延年。一名野兰。

案：此当从陶注"以为鹿黎树根，今野人呼为鹿柳"，似"漏芦"之倒音。古方多以漏芦下乳汁，而《别录》"飞廉，下乳汁"，于漏芦不及焉，知后世漏芦乃飞廉之别名，而真漏芦则当如陶说。此条"下乳汁"三字疑后人增。

天名精

味甘，寒。主瘀血、血瘕欲死。下血，止血，利小便，除小虫 顾尚之本，无"除小虫"以下十三字，去痹。除胸中结热，止烦渴。久服轻身耐老。一名麦句姜，一名虾蟆蓝 郭注《尔雅》"蓝"作"栏"，一名豕首《尔雅》"蘱，豕首"。

案：此即今豨莶草，主治与蓝相似。近朱骏声云是蓝草类，《玉篇》引郭注《尔雅》云："《本草》茲卢，一名蟾蜍兰。"是时《别录》未出，知《本经》固有茲卢一名。卢即颅之省。茲颅，即豕首之谓，湖俗呼臭花娘草。豨莶专主瘀血。云"下血"者，谓下去瘀血也；云"止血"者，谓去瘀尽而血止也。"小便不利、虫痹"，皆瘀血所致。"结热烦渴"，皆瘀血在胸中所致，八字一气读。

附：天名精说

陶注《本经》直取豨莶以当天名精，而地菘则别为一物，至《唐本草》始别出。豨莶，《纲目》但论其与猪膏母强分之误，而豨莶之即天名精未及谕也。

今案：苏颂云豨莶，春生苗叶，似芥叶而狭长，与天名精称母猪芥合。又云秋初有花如菊，与天名精开小黄花如小野菊合。又云结实如鹤虱，与天名精子名鹤虱合。又云天名精叶如紫苏不光，与《拾遗》猪膏母叶似荏、有毛合_{猪膏母即豨莶}。又云南人呼天名精叶为火杴，与豨莶称火杴合。《纲目》云豨莶子似茴蒿，外萼有细刺粘人，与天名精子似蓬蒿子粘人衣合，其为一物奚疑？《本草》虽各具主疗，要之皆驱血脉中风也。沈括亦同《唐本草》，而谓地菘即天名精。郭注《尔雅》麦句姜为瞿麦，则与《本经》天名精一名麦句姜异。然地菘、瞿麦，皆结子相似而不同也，舍陶氏吾谁与归？

决明子

味咸，平。主青盲，目淫肤赤白膜，眼赤痛，泪出。久服益精光，轻身。

案："青盲目"句，以光言；"淫肤赤白膜"句，以珠言；"眼赤痛，泪出"句，以胞言。"泪"，古"淚"。

丹参

味苦，微寒。主心腹邪气，肠鸣幽幽如走水，寒热积聚，破癥除瘕，止烦满，益气。一名郤蝉草《广雅》"郤"作"郝"。

案："心腹邪气"风热入里，搏于血气之象。

飞廉

味苦，平。主骨节热，胫重酸疼。久服令人身轻<small>元大德本同此。</small>一名飞轻。

案：《尔雅》"钩天是其类"，陶注飞廉，叶下附茎，轻有皮起似箭羽。案：此飞轻之所由名也。

附：飞廉、漏芦说

凡欲辨古人之言之是非，须先知古人之言之条例。《本经》之药之有别名者，张仲景已喜称之。如狼牙，乌扇是也。至隋唐而尤甚，故于徐长卿称鬼督邮，紫参称牡蒙，此类不可枚举。飞廉之称漏芦，亦犹是也。苏颂、沈括指海州所出漏芦，根有白茸者为飞廉，确不可易，与李迅《集验方》义合。然皆称漏芦，不称飞廉者，已喜举其别名故也。后人不明此例，遂混飞廉之漏芦于鹿骊树之漏卢。岂知飞廉之漏芦，以根类葱，本取义于中通如芦，则字宜从艸，作"芦"。鹿骊树之漏卢，以色黑得名曰骊、曰黎，皆取于黑，则字宜不从艸，专作"卢"。缘写者于草木字率多加偏旁，遂令并著草旁，一律作"芦"，由是而众说沸腾矣。《纲目》"漏芦"下所列八方，疑皆当并入飞廉。试取飞廉主治，及《千金》治疳𧏾用飞廉方，推之可见也。

五味子

味酸，温。主益气，咳逆上气，劳伤羸瘦。补不足，强阴，益男子精。一名会及<small>《广雅》同。</small>

案：此"咳逆上气"是肾中寒冲肺，不能收所为。仲景治饮家挟风寒之咳逆上气，每与细辛、干姜同用者，此也。此"羸瘦"

乃下损及中，肾寒火衰，不能蒸腐水谷以生肌肉者，故冠以"劳伤"二字。劳伤谓役用伤肾，以此药专温肾气，故一切主治皆当于肾有关。

旋花

味甘，温。主益气，去面皯黑色，媚好。其根，味辛。主腹中寒热邪气，利小便。久服不饥轻身。一名筋根花，一名金沸。

案：此即今药肆所备之豆蔻花，其根即山姜，其子以充草豆蔻。"面皯黑"是寒食所伤。金沸乃旋覆之别名，当以其相似而名同耳。《大明》云"山姜花及子，调中下气，破冷气作痛，止霍乱，消食，杀酒毒，豆蔻花同"，即谓此旋花及子也，与《别录》"草豆蔻温中，心腹痛，呕吐，去口臭气"，《开宝》"下气，止霍乱，一切冷气，消酒毒"同。陶云根主腹中冷痛，今《经》云根主腹中寒热邪气者，亦是浑举例，实则专主腹中寒，不主热也。

附：旋花说

旋花之"旋"，以一名美草推之，当即"嫙"之省，字书"嫙，好也"，好与美同义，皆以主治颜色媚好得名，益以知陶注之确也。陶注"旋花，东人呼为山姜，南人呼为美草。根似杜若，亦似高良姜，主腹中冷痛，其叶似姜，花赤色味辛"色"当为"实"之误，状如豆蔻。此旋花即其花也，今山东甚多"。然则，陶以旋花为山姜花得之目验，其言主治与《本经》旋花根主腹中寒热邪气合，奈何苏恭辄指为旋葍花以驳之耶？良由《别录》所云续筋骨合。金疮者，的系旋蕾功用，与《外台》苏景中方合，而与《本经》之义悬殊。《别录》原文当作旋蕾花，传写脱去"蕾"字，或旋蕾花一名旋花，当时合《别录》于《本经》者，未之审耳。且据《外台》苏方续筋云云，是其根功用，非其花功用。故陶注旋覆花云"别有旋蕾根，出河南，来北国亦有，形似芎藭"惟合。旋蕾膏用之，当即指"苏方"言。而云形似芎藭，则非蔓生，似薯蓣矣。《纲目》以旋花之《本经》，冠旋蕾花之《别录》，而以《外台》等方人之，又不标明"花""根"字样，恐《外台》所用未必即鼓子花，时珍所指未必即苏恭所指也。修本草者，宜将《本经》旋花与山姜、草豆蔻合为一篇，而于旋蕾花，则主《别录》文，与牵牛花中附鼓子花方准，何以合草豆蔻为一也？《大明本草》"山姜花及子，主破冷气作痛，止霍乱，消食，杀酒毒"，与《别录》《开宝》之言草豆蔻功用同。《纲目》存或说"草豆蔻即山姜实"于注而不遵用，特欲多别其名，以夸搜罗之多耳，不可信也。陶注以"旋花为山姜花"，与《别录》"旋花一名美草"合。美草，山姜之别名也。其主疗云"去腹中冷"，与《本草经》合；云"久服不饥"与《别录》合，陶注自确。陶以旋花况杜若，而于杜若下复云如旋蕾根，其于二物固知悉矣。苏恭非之，非也。且恭以陶所释如旋蕾根者，乃真杜若。是恭既知陶彼注之精，何独于此注驳之耶？若苏颂之指为鼓子花者，意谓旋花即牵牛花之别种。牵牛星，一名河鼓，此花开于天河见时，故既名牵牛，又名鼓子。要之彼花当隶"牵牛"条下，不可以当此《经》"旋花"。旋花之误为牵牛，其犹紫葳之误为凌霄乎？《本经》之药，其为诸家转辗贻误，牢不可破者，可胜道哉！

兰草

味辛，平。主利水道，杀蛊毒，辟不祥。久服益气，轻身不老，通神明。一名水香。

案：兰亦蒲属，故利水道。

蛇床子

味苦，平。主妇人阴中肿痛，男子阴痿湿痒。除痹气，利关节，癫痫恶疮。久服轻身《纲目》有"好颜色"三字。一名蛇粟顾本无此二字，一名蛇米。

案："阴中肿痛，阴痿湿痒"半表半里也。"除痹气"二句，申"阴痿湿痒"而广其用，但专指腰髋以下言。"癫痫"里也，亦肾中寒湿上逆所致。"恶疮"半表半里也。《广雅》："蛇粟、马麻，蛇床也。""麻"，谓其子细如麻，又比麻为稍大，故曰马麻，今本误作"马床"，正如爵麻作爵床之比，"麻"脱一木，即为"床"。《本草经》字，从古已误者，"女萎，蛇床也"。

地肤子

味苦，寒。主膀胱热，利小便。补中益精气。久服耳目聪明，轻身耐老。一名地葵《御览》此下有"地华"，及"地脉"二名。

案：地肤与瞿麦同类，其主治皆全乎里。此药有王慧、王埽诸名，则当为刮物，或以为益气者，误也。藏器曰虚而有热者，加地肤子、甘草，谓虚者不能托邪，其热必结，故用刮物以利之，非补也。唐以来多用为治癞之要药，盖膀胱热，小便不利，则水热下注，可以成癞[1]，故甄权申之曰治阴卵癞疾，去热风，可作汤浴也。水热下注，则阴可以痿，故《别录》称其强阴，甄权称其主阴痿不起也。膀胱者，腠理毫毛其应，故《别录》主皮肤中热气，使人润泽。亦即甄所谓去热风也，皆取刮义。

景天

味苦，平。主大热火疮，身热烦，邪恶气。花，主妇人漏下赤白。轻身明目。一名戒火，一名慎火。

案：此即火丹草，为治火丹之要药。"火疮"即指火丹热烦、火丹发候。古无以其花治漏下者，惟《子母秘录》[2]治阴脱，《日华子》[3]治带下，皆以其茎叶，非花。

茵陈蒿

味苦，平。主风湿寒热，邪气热结黄疸。久服轻身，益气，

---

[1] 癞（tuí）：中医病证名，即癞疝。阴囊肿大，如升如斗，不痒不痛，或有阴囊局部重坠胀痛，或兼见少腹痛及阴茎肿者，相当于斜疝。《素问·阴阳别论》："三阳为病发寒热……其传为癞疝。"《儒门事亲》："癞疝，其状阴囊肿缒，如升如斗，不痒不痛者是也。得之地气卑湿所生。"《正字通》："癞疝，经言丈夫阴器连少腹急痛也。"

[2] 《子母秘录》：妇儿科著作。唐·张杰撰，10卷。

[3] 《日华子》：本草著作，即《日华子本草》，原书名为《吴越日华子集》，又称《日华子诸家本草》，简称《日华子》《大明本草》《大明》。五代十国时期明州四明（今浙江鄞县）人日华子、原名大明所撰，20卷，收载药物600余种。

耐老。

案：此治半表半里之药，故总主"风湿寒热"邪气，以四者之邪，在表则异，一到半表里间即无别，到里尤甚。"风湿寒热"表也，"邪气热结黄疸"半表半里也。

杜若

味辛，微温。主胸胁下逆气。温中。风入脑户，头肿痛，多涕泪出。久服益精，明目轻身《纲目》有"令人不忘"四字。一名杜蘅《千金》用杜衡即此。

案：此即高良姜，从沈括[①]说。杜犹根也，"若"读如"蒻"，谓其根多须，蒻蒻然也，即芫荽之红花者。其淡紫花者，则芫荽也。《史记索隐》云：杜若，茎叶如姜而有文理，《蜀本草》云：杜若，子如豆蔻，皆相发明。其主"风入脑户"与细辛同，故别名亦与细辛别名同。

附：胡荽说

荽，《仪礼·既夕》作"绥"。郑注"绥，廉姜"。《说文》作"葰"，云姜属。段注说即药中三奈，《尔雅》"廉姜，葰也"，《本草拾遗》"廉姜，一名蒛葰，音族绥，似姜"，据此诸文，则胡荽即三奈，亦即廉姜，一物三名。今《纲目》并列之，失其义矣。再考《纲目》云山奈根叶如姜，作樟木香气，与甄权"山姜"下

---

① 沈括：字存中，号梦溪丈人，杭州钱塘（今浙江省杭州市）人，北宋科学家、政治家。对天文、地理、方志、律历、音乐、医药、卜算、考古等都颇有研究，内容涉及天文、数学、物理、化学、生物等各个门类学科。著有笔记体著作《梦溪笔谈》，简称《笔谈》。

云"山姜根苗如姜，作樟木臭"同。而《纲目》又云："杜若，人无识者，今楚地山中时有之。山人亦呼为良姜，根如姜味，亦辛。"甄权注豆蔻所谓獩子姜，苏颂《图经》"外类所谓山姜，皆此物也"云云，与陶注杜若苗似廉姜，又云根似高良姜苏恭同，韩保升"杜若，子似豆蔻"说合。而高良姜一名蛮姜，与獩子姜名相似，其子又名红豆蔻，皆与李说杜若合。是杜若即胡菱之类也。且杜若出武陵[①]，武陵界于蛮，故有蛮獩诸称。若胡菱称胡，亦其义也，特菱乃种生者耳。《本草经》取大种不取分种，取野生不取种生，故录杜若不录菱。

又案：若，《说文》"择菜也"，物多则须择是。若，有"多"义，故《汉书》有"其印累累，其绶若若"之语。《纲目》胡菱，一名蘪菱。蘪，原声，与"杜"为根本之称。蘪菱、杜若，皆状其根须布散之貌，然则二者名义正同也。

沙参

味苦，微寒。主血结_{徐本"结"作"积"}惊气，除寒热，补中益肺气。久服利人。一名知母。

案：今安吉[②]人呼为山萝卜，亦呼明党参。"血结惊气"，明乎其润血中之气。

---

① 武陵：古代地名。西汉初年置郡，辖境今常德市武陵区、鼎城区、桃源等。
② 安吉：安吉县：东汉中平二年（185）分故鄣县置，属丹阳郡。治所在天目乡（今浙江安吉县西南孝丰镇）。安吉州：南宋宝庆元年（1225）改湖州置，治所在乌程、归安二县（今浙江湖州市城区）。辖境今浙江湖州市及德清、安吉、长兴三县。

徐长卿

味辛，温。主鬼物百精①，蛊毒，疫疾，邪恶气，温疟。久服强悍，轻身。一名鬼督邮。

案：此即《唐本草》之鬼督邮。

石龙刍

味苦，微寒。主心腹邪气，小便不利，淋闭，风湿、鬼疰、恶毒。久服补虚羸，轻身，耳目聪明，延年。一名龙须，一名草续断，一名龙珠从顾本补此。

案：石龙刍，近湖人汪曰桢修《乌程县志》谓即灯心草。

云实

味辛，平顾尚之本"平"作"温"。主泄痢肠澼，杀虫蛊毒，去邪恶结气，止痛，除寒热。花，主见鬼精物。多食令人狂走，久服轻身，通神明《纲目》有"天豆"之名。

王不留行

味苦，平。主金疮。止血，逐痛出刺，除风痹内寒。久服轻身，耐老增寿。

---

① 百精：指各种精怪，或各种神灵。《隋书·音乐志上》："兴此和乐，感百精。"

案：《纲目》王不留行，为《别录》上品。然有《吴普》说与此不同，"内寒"下又多"止心烦鼻衄，痈疽，恶疮瘘，乳妇人产难"十五字。总注《别录》二字，与目录不合，误也。"内寒"当为"内塞"。

牡桂

味辛，温。主上气咳逆，结气，喉痹吐吸[①]。利关节，补中益气。久服通神，轻身不老。

案：此即今之桂花树。气出为呼，入为吸。"吐吸"者，一吐一吸，连发不已也。

菌桂

味辛，温。主百病。养精神，和颜色，为诸药先聘通使。久服轻身不老，面生光华，媚好常如童子。

案：菌，当为"箘"。此桂圆而中通如箘簬之竹状。自汉以来单呼桂，云此桂出交趾。

附：桂说

余友姚二宗，喜栽花木，尝为余言：桂枝自有一种空心者，其皮亦厚，花与实心枝者同，各有金银两色，皆别称木犀。曾亲见之，不足异也。二宗素不习训诂及本草家言，当非皮傅。余以其说，准之训诂本草，乃知《本草经》与《说文》本合，而诸家

---

① 吐吸：呼吸。张隐庵注："吐吸者，吸不归根即吐出也。"森立之《本草经考注》："喉痹吐吸者，盖谓咽喉闭塞，妨碍吐吸也。"

释本草者自误。试历论之：《说文》"桂，江南木，百药之长"，"梫，桂也"，是单称桂者桂之正，其称梫者桂之别。《尔雅》"梫，木桂"，注谓"叶如枇杷"，知梫即《本草经》牡桂。牡、木一声之转，所以称牡、称木者，以其实心也。凡物阳牡阴牝，阳道实，阴道虚，象卦之有--、—也。《本草经》菌桂为诸药先聘通使，与《说文》桂为百药长义合。知单称桂者即菌桂。菌本菌簬，竹名。竹枝空心，以竹名名。桂则菌桂，为空心矣。《别录》所谓桂，即此无疑。其云宣导百药者，即先聘通使之谓。陆佃《埤雅》[①]云"桂者，圭也"，圭为执聘之物是也。《别录》必变菌桂，单称桂者，随时代言之。神农时称菌桂，汉以来称桂凡《别录》与《本经》同物异称者，皆如是。《别录》以《本草经》不显著菌桂主治何病，故复列桂名而详论之，非于菌桂外别增一桂也。《本草经》《别录》皆列桂两种，与《说文》列桂、梫两篆同。《仲景书》桂枝汤方单称桂，但云去皮，不云去梗，是菌桂。故成注《伤寒》及徐灵胎《本草百种》中，皆主菌桂，的系可信。自陶隐居谓桂未见有正圆如竹者，而唐宋以来诸家本草始歧。《别录》之桂枝于《本草经》"菌桂"外，遂起桂有三种之说。至明·李时珍《纲目》又合《别录》之桂，于《本草经》"牡桂"中而谓菌桂为木犀之专称，有金银两色，令人闻见混淆矣。其实诸家本草所列诸桂名，不外菌、牡两种，特立文加详耳。

若今药肆之桂枝，则《纲目》"牡桂"下所附之"柳桂"也。余讲求久之，得友人之助作此说。

又《别录》之药，往往有已载《本草经》者，如羊乳即《本

---

① 埤雅：训诂书。宋·陆佃撰。专门解释名物，为《尔雅》的补充，所以称为《埤雅》，共20卷。

草经》沙参、萎蕤即女萎、酸赭即地榆，皆是经李时珍并正者不少。余昔考定《别录》鹅膏，即《本草经》雁肪。今又考定桂枝即箘桂枝，由是推之，恐可并者尚多矣。

又凡药称木者，皆别于同类之草种也。如有芙蓉，即有木芙蓉；有天蓼，即有木天蓼；有蒴藋，即有木蒴藋；有藜芦，即有木藜芦。不可胜举。此木桂乃从桂荏称之。桂荏，即苏。苏与木桂性皆发汗而不上升，是亦同类也。若箘桂，则介乎草木之间。夫介乎草木之间者，竹也，故"箘桂"从"箘簬"为义，而其字从竹。

松脂

味苦，温。主痈疽恶疮，头疡白秃①，疥瘙，风气②。安五脏，除热。久服轻身，不老延年。一名松膏，一名松肪。

案：徐本无"痈"字，《纲目》有此，当是校者加之。"头疡白秃疥瘙"六字，申"恶疮"。

---

① 白秃：中医病证名，即白秃疮，又名癞头疮，头疡，白秃。指头癣脱发。头生白屑，发落而秃，即头白癣，是皮肤癣菌感染性疾病。初起头皮毛发根部出现灰白色屑斑，小如豆粒，大如钱币，日久逐渐蔓延扩大成片，毛发干枯，断折易落，参差不齐，偶有瘙痒，久则发枯脱落，形成秃斑，但愈后毛发可再生。《诸病源候论·白秃候》：头疮有虫，白痂甚痒，其上发并秃落不生，故谓之白秃。
② 风气：中医病证名。即风邪，或风邪所致之病，有内风与外风之分。

槐实

味苦，平。主五内邪气热。止涎唾，补绝伤。五痔^①，火疮^②，妇人乳瘕^③，子脏^④急痛。久服明目益气，头不白，延年卢本无"久服"以下十一字，不合全书通例，今从《纲目》补。

案："热"下当有脱字，或"热"上当有"瘕"字。"子脏急痛"申"乳瘕"。盖槐实主"乳瘕"，当即产难，如便难称大瘕泻之比。《别录》主堕胎，甄云主产难，《大明》催生。其云"子脏急痛"，即产难而生者也。

槐花，治一切血，与蒲黄同。茜根亦然，皆清血中之热也。当归行一切血中之寒，芎䓖去一切血中之风，芍药疏一切血中之滞，白芷行一切血中之湿。

---

① 五痔：中医病证名，或称五般痔疾。指牡痔、牝痔、脉痔、肠痔、血痔。《外台秘要·五痔方》谓包括牡痔、酒痔、肠痔、血痔、气痔。

② 火疮：中医病证名。即烧伤。《诸病源候论·火疮候》："凡被渴火烧者，初慎勿以冷物淋拓之，其热气得冷即却，深博至骨，烂人筋也。"

③ 乳瘕：中医病证名。一指妇人产乳（分娩）后所致瘕证。《诸病源候论·产后血瘕痛候》："新产后，有血气相击而痛者，谓之瘕痛。瘕之言假也。"一指妇人乳房结块。

④ 子脏：生理名词。即妇女子宫，亦称胞宫、子处、女子胞、胞脏、血脏。《灵枢·五色》："面王以下者，膀胱子处也。"《金匮要略·妇人妊娠病脉证并治》："妇人怀娠六七月，脉弦发热，其胎愈胀，腹痛恶寒者，少腹如扇，所以然者，子脏开故也，当以附子汤温其脏。"张景岳注："子处，子宫也。"《诸病源候论·子脏冷无子候》："风冷之气，乘其经血，结于子脏，子脏则冷。"

枸杞

味苦，寒。主五内①邪气，热中②消渴，周痹。久服坚筋骨，轻身不老《纲目》有"耐寒暑"三字。一名杞根，地骨，一名枸忌，一名地辅《纲目》"辅"作"节"。

案：据此知周痹亦有因于热者，与《灵枢》异。依《经》例，前后皆实推之，自指杞子。其"杞根，地骨"，中间当脱"名"字，盖至此始言根。

橘柚

味辛，温。主胸中瘕热逆气③，利水谷。久服去臭，下气④，通神。一名橘皮。

案：陆潜园云，化州⑤橘树在本署签押房天井者最佳。只有一树，每年结五枚。花时已遣营兵守视，实时日夜守视不绝。择日摘取，进贡四枚，其一枚供上官。此橘皮厚如两顺治钱，毛长寸许，瓤与皮离。初煎毫无香味，至四五煎方有香味，绿色可煎至十余次。其署内余地，尚有两树亦结实，然已不及矣。其近署地

---

① 五内：即五脏。
② 热中：即消渴。《素问·腹中论》："夫热中消中，不可服膏粱、芳草、石药。"王冰注："多饮，溲（尿）数，谓之热中。"《灵枢·五邪》："热中，善饥。"《素问·风论》："风之伤人，或为寒热，或为热中。"
③ 逆气：上逆之气。
④ 下气：即降气。可治疗气上逆病证，如喘咳、呃逆等。如降上逆之肺气、胃气。肺气逆则喘、咳，胃气逆则呃逆、呕吐、恶心。
⑤ 化州：北宋太平兴国五年（980）改辨州置，治在石龙县（今广东化州市）。辖境相当今广东化州、廉江二市及吴川市大部分地。

方所产者更不及，云签押房天井，掘下只有石而少土，故此树甚瘦，其干仅可小碗许，意者此地正当礞石聚处欤。

橘之治痰，治食生之痰。仲景以解鲙毒，止哕。哕，即逆气也。哕之由食气而生，见《灵枢》。以化州之橘兼得礞石之气，其性用即胜于他橘，礞石亦消食生之痰积故也，《本经》"利水谷"之义如此。

又《局方》二贤散亦治食痰，盖盐能软坚，则亦能消也。若半夏，乃治风寒所生痰水，故《经》先著"伤寒"二字。然则用二陈者，必外有风寒，内有食滞，两阻胸膈之气而生痰者乃宜之也。

附：橘柚说

橘柚，一名橘皮，异说纷纭，皆误于分作两物故也。泉谓：橘柚、柑橙，古皆称柚。后人别其味甘者为柑，气澄者为橙，而其色喬皇①者为橘，实则皆柚属也。《列子》云"吴越之国有大木焉，其名为櫾櫾，即"柚"字。如"由"作"簫"之比。碧树而冬青，实丹而味酸，食其皮汁已愤厥之疾"，与《韵会》引《说文》"橘树碧而冬青"合，他书无有。如《列子》云者是周时，明以为柚为橘之大名也。孔注《禹贡》谓橘小柚大，皆为柑种，陆佃《埤雅》谓橙为柚属，李时珍《纲目》谓柑似橘，合之此《经》，皆足为四物统称之证。四物中柚最大，故得统三者而一其称。

柏实

味甘，平。主惊悸。安五脏，益气，除风湿痹。久服令人润

---

① 喬皇：明亮美好貌。《太玄经·交》："物登明堂，喬喬皇皇。"

泽美色，耳目聪明，不饥不老，轻身延年<small>明万历本同此</small>。

案：《金匮》竹皮大丸方下云"烦热，加柏实"，合《经》意。

茯苓

味甘，平。主胸胁逆气，忧恚惊邪，恐悸，心下结痛，寒热烦满，咳逆，口焦舌干，利小便。久服安魂养神，不饥延年。一名茯菟<small>从顾本补</small>。

案："忧恚"以下六字，申"逆气"；"烦满"以下八字，申"结痛，寒热"，皆肾上乘心之症。

徐曰"古注茯苓，皆云'松脂入地所结，无苗、叶、花、实'。今之茯苓，皆有蔓可种，疑古今有异同也。"

案：徐所见即《逢原》"出浙中之莳苓"。

凡松树顶秃、色萎、皮枯若死状，其下恒有茯苓，盖其津液不能上荣枝叶，则下结而为此。光绪二十六年，弇山湾民，于耙松柴时，忽得茯苓，大者一枚，重二十余斤，小者数枚，一二斤、三四斤不等，皆有树根中穿。又闻北都卡中，亦时于松下得茯苓，但不能如此之大耳。

案：此真自生苓也。土人不知其可贵，多以之煮猪肉为饭食用，惜哉！物之不遇人，犹士之不遇知己欤。

榆皮

味甘，平。主大小便不通。利水道，除邪气。久服轻身不饥。其实尤良。一名零榆。

酸枣

味酸，平。主心腹寒热，邪结气聚，四肢酸疼，湿痹。久服安五脏，轻身延年。

案：酸枣，即今南货店中所卖小圆紫色红枣也。卢本"枣"下有"仁"字。苏恭、寇宗奭皆云《本经》酸枣不言用仁，则今本"仁"字衍。《纲目》及顾校本亦无之。夫实醒睡，仁令睡，非可混也。

"心腹寒热，邪结气聚"半表半里也，"四肢酸疼，湿痹"申"邪结气聚"言，由酸疼渐成湿痹也。

干漆

味辛，温。主绝伤。补中，续筋骨，填髓脑，安五脏，五缓六急[1]，风寒湿痹。久服轻身耐老。生漆去长虫顾本五字在"久服"上，不及卢本良。

案："五缓六急"，风血所致，未详。

此是淳漆，《本经》云无毒，自是信语。后世多以桐油羼[2]入，于是漆有毒，下咽之后难保不生疮疡。陶注《别录》谓人以鸡子汁和干漆，治虫多有致死者是也。此古今本草之异，不可强。

---

[1] 五缓六急：即风寒痹。清·张志聪《本草崇原》："弛纵曰缓，拘挛曰急，皆不和之意，五脏不和而弛纵，六腑不和而拘挛，是为六急。五缓六急，乃风寒湿之痹证，故曰风寒痹也。"

[2] 羼（chàn）：掺杂。

蔓荆实

味苦，微寒。主筋骨间寒热，湿痹拘挛。明目坚齿，利九窍，去白虫[①]。久服轻身耐老。小荆实又等顺本"又"作"亦"，义长。

案：蔓，当为"曼"。《广雅》"蔓荆，牡荆也"。"筋骨间"表也。"拘挛"二字，申"湿痹"。"明目坚齿"半表里也，"去白虫"里也。

附：蔓荆、小荆、溲疏总说

古者"曼""栾"字通。《左传》宋景公名"栾"，他书或云名"兜栾"，亦作"头曼"是也。据此则蔓荆即栾荆。苏颂谓"蔓荆，并不作蔓"，足证韩、寇两家之失，《纲目》从之颇当。《说文》"曼，引也"。蔓荆枝条引长称曼者，对小荆言之，后人加艸，遂与瓜蔓字混耳。"曼"与"牡"为声转，《广雅》"蔓荆，牡荆也"，一语最的。陶氏误以牡荆为小荆，疑牡荆子大于蔓荆子，不应反称小荆，岂知小荆乃是石荆。陈藏器所谓石荆似荆而小，生水旁。《广济方》一名水荆。苏恭言"洛人以当栾荆者，非也"是矣。且据陈此言，石荆可当栾荆，必取相类，正与《本经》附小荆于"蔓荆"下意合。故知小荆即石荆也，而栾荆之当即曼荆可知已。

又案：李当之谓溲疏为蔓荆，云子如枸杞子，与陶注牡荆子如豆大亦合，其为一类二种无疑。

古者谓壮为牡，牡荆犹言木荆，如牡桂称木桂，以别于箘桂

---

① 白虫：寸白虫，即绦虫。《诸病源候论·寸白虫候》："寸白者，九虫内之一虫也。长一寸，而色白，形小褊，因腑脏虚弱而能发动。或云饮白酒，一云以桑枝贯牛肉炙食，并食生粟所成。又云：食生鱼后即饮乳酪，亦令生之。其发动则损人精气，腰脚疼弱。又云：此虫生长一尺，则令人死。"

之例。溲疏，比枸杞称地骨、五加称木骨为大，故称巨骨。

辛夷

味辛，温。主五脏身体寒热，风头①脑痛，面䵟。久服下气，轻身明目，增年耐老。一名辛雉雉，元大德本作"翅"，误，一名侯桃，一名房木。

案：此药治表及半表里。徐云辛夷与众本同植，必高于众木而后已。其性上向，故能升达清气。《别录》"新雉木"即此，"辛"即"新"字之省。《文选》注"新雉，辛夷也"。《经》云辛夷者，谓辛雉，木之荑也。"夷"即"荑"字之省。

杜仲

味辛，平。主腰脊痛。补中益精气，坚筋骨，强志。除阴下湿痒②，小便余沥③。久服轻身耐老。一名思仙。

案：《广雅》"杜仲，蔓榆也"，是杜仲为榆类。《局方》治痿有思仙木即此，杜仲乃其皮，故主表病。

桑上寄生

味辛元大德本"辛"作"苦"，平。主腰痛，小儿背强，痈肿。安

---

① 风头脑痛：中医病证名，即风头痛，风头亦称头风。指风邪侵犯头部所致的各种偏、正头痛。《诸病源候论·头面风候》："头面风者，谓之首风，头面多汗恶风，病其则头痛。"
② 阴下湿痒：指阴部瘙痒，搔破流黄汁，浸淫久不愈。
③ 余沥：小便点滴不尽。

胎，充肌肤，坚发齿，长须眉。其实，主明目，轻身通神。一名寄屑，一名寓木，一名宛童_{元大德本有此}。

案："腰痛"以下八字，皆风病；"背强痈肿"，即龟背。古者茑、萝并称寄生，此则萝寄生也。若木耳则为茑寄生矣，并以在桑上者为佳。

今广西梧州人，种桑寄生子于桑枝皮中，如接花果法，待其发生长成，岁采其茎叶，煎为膏，遍货他省，他省皆贵之。一二年后，所接处约拱许，即截去，勿使拔尽桑气，须易一枝种之，彼土以为业。他省所出，多别自有根在上，但其茎叶绕桑上耳。即有生于桑枝者，是鸟衔他草木子，落留在此而生者，其种不一，不若梧州出者之即用寄生子也。

女贞实

味苦，平。主补中，安五脏，养精神，除百病。久服肥健，轻身不老。

案："安五脏"三句，半表里也。《本草》有"枸骨"，《逢原》云即十大功劳。

蕤核

味甘，温。主心腹邪_{《纲目》"邪"下有"热"字}结气[1]，明目，目赤痛伤_{《纲目》"伤"字下有"目肿眦烂"四字}泪出。久服轻身，益气不饥。

案：此即《尔雅》"蕤，白桵也"。其不白者，即《别录》学

---

[1] 结气：中医病证名，犹气郁、郁结。巢元方《诸病源候论·结气候》："结气病者，忧思所生，心有所存，神有所止，气留而不行，故结于内。"

木核。学、槲同音。"心腹邪热结气"半表里也。

藕实茎

味甘，平。主补中养神，益气力，除百疾。久服轻身耐老，不饥延年。一名水芝丹。

案：此非今所云藕，乃今所云荷茎也。今之藕，古谓之蔤，见《尔雅》。近段缪堂《说文》注云，荷茎耦生，故藕字从耦。然则《经》云藕实茎者，谓莲子及荷茎也。然陶注只解实、不解茎，疑《经》文原无"茎"字，且荷茎不足当水芝丹之目。"补中养神，益气力"半表里也，近世谓莲子补心脾者以此。

大枣

味甘，平。主心腹邪气。安中养脾，助十二经《纲目》"助十二经"四字在"窍"字下。顾尚之本通此，平胃气，通九窍，补少气少津液，身中不足，大惊，四肢重。和百药。久服轻身延年。叶，覆麻黄，能令出汗。

案：此即今红枣。云大者，对酸枣称小枣言之也。《埤雅》"大曰枣，小曰棘"是也。陶曰：道家方药，以枣为佳饵。其皮利，肉补虚，所以合汤，皆擘之也。据此知仲景书于枣云擘者，乃剥取皮之谓。

葡萄

味甘，平。主筋骨湿痹。益气倍力，强志，令人肥健，耐饥一作"老"，忍风寒。久食轻身，不老一作"饥"延年。可作酒。

案："益气倍力，强志"，凡藤皆然。本或作琐琐葡萄。琐琐，言小也。

蓬蘽

味酸，平。主安五脏，益精气，长阴令坚邹本"坚"作"人"，强志倍力，有子。久服轻身不老。一名覆盆。

案：此药列于前后皆子之中，自当为蓬蘽子，故一名覆盆。

附：蓬蘽说

诸家说蓬蘽不一。

泉案：《山海经》注"蘽，一名滕滕，古"藤"字"，是古之蘽，今之藤也。蘽其正称，藤则因其茎勒固，可以缄滕诸物名之。蓬，逢声，逢大也。蓬蘽，犹言大藤。《别录》别蘽为三，云蘽根，凡藤根也；云千岁蘽，言其古也；此蓬蘽，言其大也。编本草者宜汇为一条。凡蘽之子皆为莓，如乌敛莓，即乌敛之子是也。皆为莓，则亦皆为覆盆。如《纲目》注列"五莓"，皆以当覆盆是也。凡看《本经》，不必泥一名为一物，须知其囊括种类之义。依例推之，即葡萄亦是莓葡萄。葡萄，声匍匋，又甫缶声。甫、缶之合声，正为莓也。《别录》三蘽皆强力舒筋之用，不甚殊异。《经》特以其形质大，则功效亦大，故独出蓬蘽。陶注则谓蓬蘽是根名，覆盆是实名。

鸡头实

味甘，平。主湿痹，腰脊膝痛。补中，除暴疾，益精气，强志，令耳目聪明。久服轻身不饥，耐老神仙。一名雁喙食顾本"食"作"实"。泉谓：当作"含"，形近之误。王念孙《广雅疏证》引此无"食"字。但作

"雁喙"，脱也。

案：此即今芡实，湖俗犹呼鸡头子。《淮南子》云鸡头已瘘，即谓此。"腰脊膝痛"四字，申"湿痹"。

胡麻

味甘，平。主伤中虚羸。补五内《御览》九百八十九"五内"作"五脏"，益气力，长肌肉，填髓脑。久服轻身不老。青蘘卢本作"巨胜叶，名青蘘"。叶，当为"苗"。今并从顾本，甘寒。无毒。主五脏邪气，风寒湿痹，益气，补脑髓，坚筋骨。久服耳目聪明，不饥不老，增寿。巨《广雅》"巨"作"钜"胜苗也卢本无"甘寒"以下三十七字。今从顾本补正。《纲目》亦有，但无"巨胜苗也"四字。

案：《别录》一名巨胜，今药肆巨胜非脂麻，亦非三角麻。胡麻有巨胜、藤弘、鸿藏诸名，而胡、巨、弘、鸿，皆训大也。其子小于黄麻而称大者，当以其结荚言。存中谓张骞自大宛带来，恐未确。不如陶注种出大宛一语为浑融。但《本经》既有，则在汉未通使以前矣。且与出上党之言不大相刺谬乎？《纲目》且云：胡麻取油白者为胜，服食黑者为良，胡地者尤妙。然则中国固自有其种也，胡荽、胡枲，皆不自西域来。

麻蕡

味辛，平。主五劳七伤。利五脏，下血寒气《纲目》"以利五"以下七字，为《别录》。"气"下有"破积止痹散脓"六字，亦称《别录》，多食令人见鬼，狂走。久服通神明，轻身《纲目》"久服"以下七字，为《别录》。一名麻勃。

麻子，味甘，平。主补中益气，久服肥健，不老神仙卢本无"久服神仙"四字。今从《纲目》及顾本补。

案:"寒气"当为"寒热"。古"气"字作"炁",与"热"相似,故误。多食辛,则肺王乘肝,肝藏魂,魂不安,故"见鬼狂走"。久服辛,则气治,肺连心,故"通神明"。肺主气,气王则运速,故"轻身"。

又案:蕡,为将结之实,其性带散,散能宣滞结,可攻聚。此利脏、下血、破积、止痹、散脓之象也。子则已结实而不散,其润性,又足此"补中益气""肥健"之象也。

附:麻蕡说

《说文》"麻,枲也""枲,麻也""黂,枲实也""芋,麻母也""母"读"蒙"上声。谓所以载子者。一曰芋即枲也",而于"苴"云履中艸,然则麻枲其大名,可以通称蕡,为枲实,他书亦曰麻实。芋为麻母,又曰即枲,许意并无雌雄之分也。"苴"为履中草,则并非麻名矣。窃谓"苴"犹粗也,今湖俗犹呼苴麻为粗麻布。《礼·丧服·小记》"苴杖",疏:"苴者,黯也。"荀子《礼论》"苴杖"注谓"以苴恶色,竹为杖",《哀公篇》注谓"苍白色,自死之竹也",于此诸解,知麻老则枯,枯则色恶,与履中用藉之干草一般,故以苴状之,非苴为有子之麻之专称,特相沿已久耳。

近歙程瑶田《九谷考》曰以今北方种麻事目验之,牡麻俗呼花麻,夏至开花,所谓荣而不实谓之英者。花落即拔而沤之,剥取其皮,是谓夏麻,其色白。苴麻俗呼子麻,夏至不作花,而放勃。勃,即麻实,所谓不荣而实谓之秀者。八九月间,子熟则落摇而取之,子尽乃刈沤其皮而剥之。是谓秋麻,色青而黯不洁白。程氏此说与《齐民要术》合。《齐民要术》曰:麻子放勃时,拔去雄者,若未放勃,先拔之则不成子也。彼云麻子放勃,是勃即子之先声。子麻夏至放勃时,花麻正开花,当拔去之开花者,即雄麻也。勃之非花,明矣。《本经》麻蕡一名麻勃,复出麻子。陶隐居以蕡为勃，"勃勃然如花者"自是不误。其误勃为花者，自《吴普》始。窃谓：《本经》蕡外，又取子者，以初未成之蕊，与已结成之实，皆可采以入药也。《经》文"麻花上勃勃者"，"花"字疑本作"荂"。《尔雅》"芺蓟，其实荂"，注："芺与蓟，皆有翁苔，名荂。"荂即实也。然则荂正是勃，以其将实，故称其实。以《尔雅》证此《经》显然已。浅人见《说文》荂为华之重文，因改作"华"，又易以今"花"字，由是而以"勃"为"花"之误起。"荂"与"蕊"亦可通，湖俗读"蕊"如"二"，为凡将结子之称。《蜀都赋》刘注"蕊或谓之华，或谓之实。一曰花须头点也"。据此知，蕊无定状，凡高起粗大者皆得称之是勃，亦即蕊也。《周礼》注及《说文》以蕡为实者，因蕡必成实，故即谓实为蕡。盖据其初起，以要其终耳其实。蕡，贲声，亦敷大之义，与勃义同而音转。《淮南子》谓勃海为贲海可证也。如此作解，则诸书皆与《本经》通。而《本经》"花"字之误，愈显然已。不然《经》既明云花上，陶注焉得反云如花乎？不应刺谬至此。且"勃"，"孛"声，《传》说"孛星"者，孛之言荂也，人肌中起者曰痞子，而药中如蘽，为旁勃、芘芨，一名毕勃；凫柴，一名勃脐，皆与痞子形近。然则麻勃之为形可想矣，而"勃"之非花更明矣。麻花，《本经》不取。

附：麻蕡辨

《经》例：凡草木之根、茎、叶、花、子，有兼取一二者，其性用相似则同条。如"胡麻"下有青囊，"薰苡"下有其根，例之常也。然旋花，先花后根；芜蔚，先子后茎；竹叶，先叶后根；茅根，先根后苗。先者为主，后者为附，各视所重，此例之变易无定，不可胜举也。至若蔓荆与小荆，黄蘗与檀桓，则异物而且同条矣，亦以其性用同耳。若性用不同则异条，如瞿麦穗与紫葳，香蒲与蒲黄，例之常也。然蘼芜列上品，而弯藭列中品，而翘根列中品，而连翘列下品，石龙芮之与水蕲，榆皮之与芜荑，皆以一本而并异其品，则各视所贵，亦例之变也。"麻子"既列谷部中，而先及"蕡"者，嫩老两收，而嫩者尤胜老者也。其异于自女贞以下至白瓜，皆言子者以此。

冬葵子

味甘，寒。主五脏六腑，寒热羸瘦。破从《千金》补五癃，利小便。久服坚骨长肌肉，轻身延年。

案："五脏"半表里也，"六腑"里也，"羸瘦"本停水所致。

苋实

味甘，寒。主青盲明目。除邪，利大小便，去寒热。久服益气力，轻身不饥。一名马苋。

案："青盲明目"半表里也，"利大小便"兼里也，"去寒热"半表里也。此即白苋也，马言其大，对糠苋之称细苋言之也。或以马齿苋当之，非。今《千金》"蔬菜门"："苋实，一名马苋"，下云"即马齿苋也"，盖修者误增，非孙语。

白瓜子

味甘，平。主令人悦泽，好颜色，益气不饥。久服轻身耐老。一名水芝。

案：此即甘瓜子也。"白"字后人所加。"悦泽好颜色"，此去瘀之效。

苦菜

味苦，寒。主五脏邪气，厌谷胃痹。久服安心益气，聪察少卧，轻身耐老。一名荼草，一名选。

案：此即茶。"茶""荼"古字同，其主治皆茶之功效也。茶叶须拣择，故名选。选，择也。陶注已疑此即茗矣，其尤苦者乃名槚，故《玉篇》荼字与舛茗类列，而"荼"下引《尔雅》"槚，苦荼"及注。"五脏邪气，厌谷胃痹"与龙眼主治颇相似。《纲目》以苦菜即苦苣，引《金匮》野苣不可共蜜食，令人作内痔云云，于气味下是谓苦菜即野苣也。然《千金》"蔬菜门"，苦菜与野苣并列，孙氏固不以为一物也。《说文》次字"苣"与"荼"不类次，许氏早不以为一物也，此陶注所以疑即茗也。

龙骨

味甘，平。主心腹鬼注，精物①老魅，咳逆，泄痢脓血，女子漏下，癥瘕坚结，小儿热气惊痫。齿，主小儿、大人惊痫，癫疾狂走，心下结气，不能喘息，诸痉。杀精物。久服轻身，通神明，延年。

案：骨与齿主治，皆半表里症也。"痉"当为"痓"。今药肆以一种粘舌石为之，必不如《本经》所著性用。《纲目》"小儿"二字，在"息"字下作"小儿五惊十二痫"，"杀精物"三字在"大人"上，无"久服"以下九字。"诸痉"二字在"癫"字上，徐本与顾本同此。

---

① 精物：指迷信传说中魑魅魍魉一类害人之物。

麝香

味甘明万历本作"辛"温。主辟恶气，杀鬼精物，温疟，蛊毒，痫痓，去三虫。久服除邪气，不梦寤魇寐。

熊脂

味甘，微寒。主风痹不仁，筋急，五脏腹中积聚，寒热羸瘦，头疡白秃，面皯、皰、皴。久服强志力，不饥，轻身《千金》与此异。

案：此是猪熊。若人熊、马熊，乃罴也，非熊。

顾本无皴、力二字。《纲目》无力字。案："力"上当有"倍"字。《千金》"熊肉，味甘，微寒，无毒。主风痹不仁，筋急五缓。若腹中有积聚寒热羸瘦者，食熊肉，病永不除"，其脂治与肉同。又"去头疡白秃，面皯黱，食饮呕吐"。

案：依《纲目》除"食饮呕吐"四字为《别录》文外，余皆当为《本经》。而《本经》以"熊脂"标目，《千金》则自"头疡"以上为"脂肉"所同，自"头疡"以下为"脂"所独为异。以《经》中"五脏"作"五缓"，则与《证类本草》"熊肉"下所引"中风痹疾，脚气风痹"二方下皆言"五缓"同，可知"脏"字的系"缓"字之误。其"腹中积聚，寒热羸瘦"八字，则《本经》为熊脂主治。而《千金》与之大乖，《食疗》张鼎说与《千金》同，疑唐时《本经》原文如此。《纲目》及卢本，皆后人改也。《纲目》以无头无尾之"食饮呕吐"四字列入《别录》，必非原文。当断自"去头疡白秃，面皯皰，食饮呕吐"十二字为《别录》。其《本经》主治自当自"风痹不仁，筋急五缓"八字止，其若"腹中有积聚，寒热羸瘦者，食熊肉，病永不除"乃《本经》破格切戒语，浅人见全《经》无此例，怪而改之，遂如今本耳。其标目当云"熊肉脂"，如药实根、藕实茎之例，乃与诸家说合。传写脱"肉"字，故与《千金》不合。

白胶

味甘，平。主伤中劳绝，腰痛羸瘦，补中益气。妇人血闭无子，止痛安胎。久服轻身延年。一名鹿角胶。

案：此温养冲督之药。"劳绝，腰痛羸瘦"者，谓每逢劳事之绝异常时之日，辄觉腰痛，致"羸瘦"也，其症属伤中，故冠以"伤中"二字。"血闭"谓气衰不生血。《逢原》云"取嫩角寸截，置小罈中，酒水和，盆盖，泥封，糠火煨三伏时，捣细如霜，名鹿角霜。今人每以煎过胶者代充，其胶既去，服之何益"。

案：如张说，知方书云鹿角霜，乃制鹿角法，正当《本经》"鹿角"下主治，非有二也，《纲目》分列之，殊非。

阿胶

味甘，平。主心腹内崩，劳极①洒洒如疟状，腰腹痛，四肢酸

---

① 劳极：中医病证名。指极度劳伤，亦称肾虚劳损。是虚损重症，近似后世劳瘵。症见恶寒，潮热，食少，消瘦，疲乏无力。《脉经》："男子平人脉大为劳极，虚亦为劳。"《济生方》："肾虚劳损，卧多盗汗，小便余沥，阴湿痿弱，名劳极。"

疼，女子下血，安胎。久服益气。一名傅致胶[①]。

案：此即今黄明胶也。以水煮牛皮为之，故与牛角鰓同为治血之用。而此尤为补血调经之圣药。所云主治与白胶相似。

"心腹内崩"，即《素·痿论》"心下崩，乃下血"由上乘之。谓劳事至极之时，便觉"洒洒如疟，腰腹痛，四肢酸疼"者，乃脾间劳气下乘于肾，在女子亦下血也。"安胎"者，谓血止不下，而胎自安也。此药有敷布、推致之效，故云傅致，傅之言敷也。今阿胶，用唐·陈藏器法，以阿井水煮黑驴皮为之，则为熄风、沉降之用，与《本经》主治绝异。

石蜜

味甘，平。主心腹邪气，诸惊痫痓。安五脏诸不足，益气补中，止痛解毒，除众病，和百药。久服强志轻身，不饥不老《纲目》有"延年神仙"四字。一名石饴。

案：以《别录》称岩蜜，言之石当为岩。"诸惊痫痓"四字，申"邪气"。

蜂子

味甘，平。主风头，除蛊毒，补虚羸伤中。久服令人光泽，好颜色，不老《纲目》有"轻身益气"四字列《别录》。

案：据《纲目》以此为蜜蜂子，此下尚有"土蜂子主痈肿，一名蜚零"若干字。

[①] 傅致胶：本为古代画纸及丹青常用之胶品。汉·陆贾《新语·道基》："伎巧横出，用意各殊，则加雕文刻镂，傅致胶漆，丹青玄黄琦玮之色，以穷耳目之好，极工匠之巧。"

《别录》"大黄蜂子，主心腹胀满痛"。

蜜蜡

味甘，微温。主下痢脓血，补中续绝伤，金疮，益气，不饥耐老。

案："金疮"二字，申"续绝伤"。

后世又有虫白蜡，乃冬青树上虫所为，亦"续绝伤"。蜜蜡之治下痢脓血，《别录》及《金匮》《千金方》皆祖此。《肘后》治霍乱吐利，又"以蜡一弹丸，热酒一升，化服"，何也？以蜡炼蜜滤入水，候凝而成蜜，既主肠澼杀虫，又主心腹邪气，又止赤白痢，则蜡自能"止利脓血"也。蜜蜡之于石蜜，犹硝石之于朴硝，一生成，一溶化也。《金匮》《千金》胶、蜡同用，取其重坠直达下焦，当是治蛊利为合。又古方蜜蜡熔化，和酒服，能治一切失血，殆即"续绝伤"也，凡失血，皆为经络脉绝伤。

牡蛎

味咸，平。主伤寒寒热，温疟洒洒，惊恚怒气。除拘缓，鼠瘘①，女子带下赤白。久服强骨节，杀邪鬼，延年。一名蛎蛤。

案：牡蛎主治，皆属痰水之在半表里者，"寒热洒洒"尤易见。其"惊恚怒气"，则阻气而致，痰水之由也。"拘缓鼠瘘"皆

---

① 鼠瘘：中医外科病证名，又名瘰疬、鼠瘰、鼠漏、鼠疮、筋瘘。颈项腋部生核，初如豆，后渐增大，串生，相互粘连，数目不等，小的为瘰，大的为疬。若溃破则脓稀，其中或夹有点渣样物或流脓血，此愈彼起，难敛不易收口，或形成瘘管，名鼠瘘。《灵枢·寒热》："鼠瘘之本，皆在于脏，其末上出于颈腋之间。""寒热瘰疬在于颈腋者……皆鼠瘘之毒气也。"

痰水结聚所致。鼠瘘，即今瘰疬。"带下赤白"尤为津血不利之证，当是白中带赤，痰热为之。古"蛎"字不从虫，厉蛤为蛤之粗厉者，与文蛤反。

龟甲

味酸，《纲目》作"甘"平。主漏下赤白，破癥瘕痎疟^①，五痔，阴蚀，湿痹，四肢重弱，小儿囟不合。久服轻身不饥<small>"久服"以下，从顾本补</small>。一名神屋。

案：云甲者，是用全壳不专用版。虽"破癥瘕"，而大意主收。"四肢重弱"申"湿痹"。

桑螵蛸

味咸，平。主伤中，疝瘕阴痿，益精生子，女子血闭、腰痛。通五淋，利小便水道。一名蚀疣。生桑枝上，采蒸之。

案："五淋"三句，今用反此。

龟甲主治诸症，似散实收，螵蛸则似收而实散。所以然者，甲主外裹，收象也；子主内滋，散象也。《伤寒论》无用龟甲者，正忌其收。小柴胡汤有加螵蛸者，正用其散。《本经》言有蕴藉，或取相反为义，以待能者之引申。欲知之法，当以仲景、思邈辈方中参之。云"囟不合"，微示其收；云"血闭"，微示其散。《伤寒论》小柴胡证用此者，取治疝瘕、利水道之义引申之。蚀疣，

---

① 痎疟：中医病证名。疟疾的通称，亦指经年不愈的老疟。明·卢之颐《痎疟论疏》："痎疟总名曰痎。痎者，秋时寒热兼作，即痎作而金伏者是也。"

以功效为别名。考危氏《得效方》以此治小儿软疖,《纲目》谓"今人病疣,往往捕此食之",是明明言主治也,与通淋利水文义紧接。"郑志答王瓒问"及高注《吕览》《广雅》,皆以食疣为螳螂别名。

---

① 《得效方》:方书。即元代名医危亦林所著《世医得效方》的简称。

卷中

中品药：一百二十种

雄黄　雌黄　石硫黄　水银　石膏　磁石　凝水石　阳起石　理石　长石　石胆　白青　扁青徐本在上品　膚青　干姜　葈耳实　葛根　栝楼根　苦参　茈胡徐本在上品　芎藭　当归　麻黄　通草　芍药　蠡实　瞿麦　玄参　秦艽　百合　知母　贝母　白芷　淫羊藿　黄芩　石龙芮　茅根　紫菀　紫草　茜根　败酱　白鲜　酸酱　紫参　藁本　狗脊　草薢　白兔藿　营实　白薇　薇衔　翘根　水萍　王瓜　地榆　海藻　泽兰　防己　牡丹　款冬花　石韦　马先蒿　积雪草　女菀　王孙　蜀羊泉　爵床　栀子　竹叶　蘖木徐本在上品　吴茱萸　桑根白皮　芜荑　枳实　厚朴　秦皮　秦椒　山茱萸　紫葳　猪苓　白棘　龙眼　木兰　五加皮　卫矛　合欢　彼子　梅实　核桃仁徐本在下品　杏核仁　蓼实　葱实　薤　假苏　水苏　水靳　发皮徐本在上品　白马茎　鹿茸　牛角䚡　羖羊角　牡狗阴茎　羚羊角　犀角　牛黄徐本在上品　豚卵　麋脂　丹雄鸡徐本在上品　雁肪　鳖甲　鮀鱼甲　蠡鱼　鲤鱼胆　乌贼鱼骨　海蛤　文蛤　石龙子　露蜂房　蚱蝉　白僵蚕

案：《纲目》中品有雁屎白，今无。考明人谓《本经》葱、薤合条，岂误分于彼，故误脱于此欤。

雄黄

味苦，平—本有"寒"字。主寒热鼠瘘，恶疮，疽痔，死肌。杀精物，恶鬼，邪气，百虫毒，胜五兵。炼食之，轻身神仙。一名黄金石。

案："寒热鼠瘘"一病名。"死肌"，腐肉也。

雌黄

味辛，平。主恶疮，头秃痂疥。杀毒虫虱，身痒，邪气诸毒。炼之久服，轻身增年不老。

案："头秃痂疥"四字，申"恶疮"；"身痒"二字，申"毒虫虱"。

石硫黄

味酸，温。主妇人阴蚀，疽痔，恶血。坚筋骨，除头秃。能化金、银、铜、铁奇物。

案："恶血"二字，申"阴蚀，疽痔"。

水银

味辛，寒。主疥瘘，痂疡白秃。杀皮肤中虱，堕胎，除热。杀金、银、铜、锡毒。熔化还复为丹，久服神仙，不死。

案：此据陶申《别录》说，乃烧丹砂所出者，故能复为丹砂，他处所出恐不能如《本经》之效。其用生者，尤非《本经》意。以汞粉能去风，故治"疥瘘，痂疡，秃，虮"诸虫之生于风者。今用可取轻粉，一名腻粉。

石膏

味辛，微寒。主中风寒热，心下逆气，惊喘，口干，舌焦不能息，腹中坚痛，除邪鬼，产乳，金疮。

案：古方无有以石膏杀"鬼"者，疑《经》"鬼"字乃"气"字之误。"坚痛"为热结之坚痛。

仲景用石膏，于恶寒者禁之，此治寒热者，非戾也。恶寒犹带表邪者不可用，里热乘外而寒者正宜。用于"逆气"知其乘，"惊喘，口干，舌焦不得息"九字，心下逆气之症也，所以申"逆气"也。于"腹中坚痛"知其结在中，凡结在中者，非下注即上逆，皆乘也。又"寒热"表症也，"腹中坚痛"里症也，"心下逆气"半表半里症也。合而言之，则知仲景于表里俱热者用此。

磁石

味辛，寒。主周痹，风湿，肢节中中，一作"肿"痛，不可持物，洗洗①酸痟②。除大热烦满及耳聋。一名玄石。

案：磁石虽主湿痹，要惟肾虚中风所致者宜之，他经不可用。"风湿"以下十四字，申"周痹"；"大热烦满及耳聋"，盖热痹也。

---

① 洗洗：恶寒貌，或寒栗貌。记音词，与"洒洒"音义并同。《本草纲目·白薇》："暴中风身热肢满，忽忽不知人，狂惑，邪气寒热，酸疼，温疟洗洗，发作有时。"

② 酸痟：四肢酸疼之极貌。《周礼注疏》："痟，酸削也。"

凝水石

味辛，寒。主身热，腹中积聚邪气，皮中如火烧，烦满。水饮之，久服不饥。一名白水石。

案："腹中积聚邪气"里症也，"皮中如火烧"表症也，"烦满"半表半里症也。此与石膏虽同为表里俱治，而凝水石治里居多。盖"皮中如火烧"，亦"烦满"外乘所生也。

阳起石

味咸，微温。主崩中漏下，破子脏中血，癥瘕结气，寒热，腹痛，无子，阴痿不起，补不足。一名白石。

理石

味辛，寒。主身热，利胃解烦，益精明目，破积聚，去三虫。一名立制石。

长石

味辛，寒。主身热，胃中结气顾尚之本无"胃中结气"四字，四肢寒厥，利小便，通血脉，明目，去翳眇①，下三虫，杀蛊毒。久服不饥。一名方石。

---

① 翳眇：中医病证名，即翳障，或白内障。指目珠被障蔽眼珠的薄膜蒙蔽而看不清。翳：障蔽眼珠的薄膜。眇，指单眼丧失视力。

案：理石、长石皆主身热，治表也；理主利胃，长主胃中结气，皆治里也；理主解烦、破聚、明目，长主四肢寒厥、利小便、明目，皆治半表半里也。而益精与通血脉相似，去三虫与下三虫、杀蛊毒同，去翳眇又较明目为甚，可知二石性用大同而长石尤烈。今或概乱入石膏中。理石，石膏之粗理者；长石，即硬石膏。

石胆

味酸《纲目》"酸"下有"辛"字，寒。主明目。目痛，金疮，诸痫，痓，女子阴蚀痛，石淋①寒热，崩中下血，诸邪毒气。令人有子。炼饵服之，不老《纲目》"老"下有"久服增寿，神仙"六字。能化铁为铜《御览》九百八十七"铜"下有"合"字，即"令"之误成金银《纲目》"能化"以下八字作《别录》。一名毕石。

案：此《纲目》以为胆矾。

白青

味甘《纲目》"甘"下有"酸咸"二字，平。主明目，利九窍，耳聋，心下邪气，令人吐，杀诸毒、三虫。久服通神明，轻身，延年不老《纲目》无"延年不老"四字。

案：今铜青亦令人吐。

---

① 　石淋：中医病证名，淋证之一。指小便涩痛，尿出砂石，故又称砂淋、砂石淋。多因下焦积热，煎熬水液所致。《诸病源候论·石淋候》："石淋者，淋而出石也。"

扁青

味甘，平。主目痛，明目，折跌[①]，痈肿，金疮不瘳。破积聚，解毒气，利精神。久服轻身不老。

肤青

味辛，平。主蛊毒，及蛇、菜肉诸毒，恶疮。不可久服，令人瘘 "不可"以下七字从《纲目》补。

案：此即《别录》绿青，而《纲目》以《别录》之"绿青"为《本经》，以《本经》之"肤青"为《别录》，误。泉谓：肤青、绿青，一也，故一名绿肤青。陶注谓即用画绿色者，亦出空青中相挟，苏恭谓即扁青，画工呼为石绿，究无定论。但"扁青"自有专条，《本经》决无重出之理。以名义推之，必其形如肤，其类为青，其色则绿者，方足以当此三称。而宋《嘉祐》别出"铜青"，一名铜绿，青绿杂称与"绿青"义合。今湖中广货店有铜青，形如茶点中之香屑糕，方约寸许，面上一分绿色如砂，底三四分则白，即此《经》所指。若《拾遗》曰铜青乃铜器上绿色者，陶洗用之；《纲目》曰近人以醋制铜生绿，收干用之。此虽亦青生于肤，与陶、苏义不合。

---

① 折跌：指折伤、挫伤、跌伤。《备急千金要方》治腕折四肢骨碎及筋蹉跌方单用生地黄敷伤处。

干姜

味辛，温。主胸满，咳逆，上气。温中，止血，出汗，逐风湿痹，肠澼下痢。生者尤良。久服去臭"臭"原作"息"，从《纲目》改气，通神明。

案：此治半表半里之药，而能兼及表症、里症，故仲景泻心汤诸方用之。《伤寒论》止痢用干姜，治痹用生姜。

枲耳实

味甘，温。主风头寒痛，风湿周痹，四肢拘挛痛，恶肉死肌。久服益气，耳目聪明，强志，轻身。一名胡枲，一名地葵。

案：此今谓之"苍耳子"。"寒"当为"塞"，与痹、挛痛、死，皆不通之称。此味辛烈，故能治一切闭塞。《唐本草》服苍耳茎叶丸满百日，肌如凝脂，《苏沈良方》服苍耳茎叶散十余年，至七八十红润轻健，皆去"恶肉死肌"之引申义，则子与茎叶，用相仿也。由是推之，苍耳之治"风湿痹"乃治躯壳之风湿痹，不能及脏腑，故《本经》之言止此。

《纲目》自"益气"以上皆称"陈藏器"，又不采《别录》。

葛根

味甘，平原衍"无毒"二字，今从顾本删。主消渴，身大热，呕吐，诸痹。起阴气，解诸毒。

葛谷，主下利十岁以上卢本无此九字，今从《纲目》补。一名鸡齐根。

案："消渴，身大热，呕吐"七字句，盖温症也，故治温宜葛根。《千金》《外台》诸治温邪呕吐方皆用之，其治"诸痹"者亦风热之痹。"起阴"者，谓开提里分痹著之气，如今用治痢、解酲是也。其治"呕吐"者，乃治表邪内攻之呕吐。其谷，磨之为屑即葛粉。

葛之有刺者曰葎草，一名葛勒蔓。

栝楼根

味苦，寒。主消渴身热，烦满大热。补虚，安中，续绝伤。一名地楼。

案：主治与葛根大同，但葛根治表邪将入里之症，而此治里邪淫于表之症，义迥不同。

苦参

味苦，寒。主心腹结气，癥瘕积聚，黄疸，溺有余沥，逐水。除痈肿，补中，明目止泪。一名水槐。一名苦蘵。

案：此治半表半里及里症，而绝无与于纯表者。"明目止泪"与槐同功，故以槐称。水当为"小蘵"，本酸浆之名。云苦蘵者，苦参较酸浆尤苦故也。酸浆之属，有龙葵、龙珠。

茈胡

味苦，平。主心腹，肠胃中结气，饮食积聚，寒热邪气，推陈致新。久服轻身，明目，益精。一名地熏。

案：茈胡色紫，故称茈，俗读如"柴"字，遂作柴，"柴"亦

"此"声也。《别录》有前胡,《玉篇》作"湔胡",湔犹洗也,与推陈致新义合。《别录》谓柴胡荡涤肠胃,与湔义合,则前胡乃柴胡之别种也。故《外台》用仲景大小柴胡汤,或皆作前胡。柴、前一声之转,如耶、谐二字,湖音皆读如"瑕",苏音皆读如"圆"。

"心腹"半表里也,"肠胃"里也。"熏"与"薰"同义。《礼记》"焄蒿凄怆",焄即"熏"字。

芎䓖

味辛,温。主中风入脑,头痛,寒痹,筋挛缓急,金疮,妇人血闭,无子。

案:芎䓖与当归可参。头脑,表也;咳逆,里也;寒痹,表也;温邪,里也;血闭无子因于塞,亦表也;漏下绝子因于通,亦里也。绎此知"芎"表而"归"里矣!古方佛手散,表里同治方也。但"归"之治里,亦是治半表半里中之里,故兼主皮肤洗洗。芎之治表,亦是治半表半里中之表,故兼主心下毒痛,《金匮》养胎丸下云心下毒痛加芎䓖。泉谓:芎䓖,《左传》作"鞠穷",而《仪礼》郑注引《论语》"孔子之执圭,鞠穷如也",孔注《论语》亦作鞠穷,云敬谨貌。凡人敬谨则心思提起,顾名思义,可知此药之升提矣。心下毒痛当是表寒内陷,或风寒内抑,故用此提出之耳。

当归

味甘,温。主咳逆上气,温疟,寒热洗洗在皮肤中,妇人漏下,绝子,诸恶疮疡,金疮。煮饮之。一名干归。

案:皮肤,经络也。湖俗呼为荷包牡丹。花草鲜者极润,能致泄,须晒干用,故一名干归。

麻黄

味苦，温。主中风伤寒，头痛，温疟①，发表出汗，去邪热气，止咳逆上气，除寒热，破癥坚积聚。一名龙沙沙，古"莎"字。

案："中风伤寒"一病名。麻黄乃躯壳及胸膈总治之药，向乎表而兼顾半表半里者。

通草

味辛，平。主去恶虫，除脾胃寒热，通利九窍、血脉、关节，令人不忘。一名附支。

案：此兼治津血之药，诸家皆以为木通。

芍药

味苦，平。主邪气腹痛。除血痹，破坚积，寒热，疝瘕，止痛，利小便，益气。

案：此乃通治血脉之药。

蠡实

味甘，平。主皮肤寒热，胃中热气，风寒湿痹，坚筋骨。令

---

① 温疟：中医病证名，亦称瘅疟、暑疟、阳明瘅热，疟疾之一。临床以但热不寒为主症。《素问·疟论》："此先伤于风，而后伤于寒，故先热而后寒，亦以时作，名曰温疟。"《诸病源候论·温疟候》："先热而后寒，名曰温疟。"

人嗜食，久服轻身。花、叶去白虫。一名剧草剧，当为"刷"，一名三坚，一名豕首。

案：蘦实，《别录》作"荔实"。《说文》荔草"似蒲而小，根可为刷"，夫云似蒲，则与高诱称为旱蒲合。《广雅》"荔，一名马蔺"，《说文》"蔺，蒲属"亦合也。云可为刷，其物必坚，则与郑康成《礼注》称"荔挺"者合。近程瑶田曰"荔，今北方人束其根以刮锅"，李时珍以荓马帚当之，误矣。程说最得《本经》。一名剧草，"剧"字当即"刷"字之误。《图经》云蘦结实如角子，云如角子，则与称"蘦"者合。《本经》"豕首"，"豕"字当即"蘦"字之误，"蘦"或从"豕"者，以象、豕二字可通耳。写者脱蚰，遂作"豕首"，致与天名精同名。

又案：据《说文》知，蘦实是蒲属。

瞿麦

味苦，寒。主关格，诸癃结，小便不通。出刺，决痈肿，明目，去翳，破胎堕子，下闭血。一名巨句麦。

案：《经》以关格本为呕吐、小便闭之名，故复申之。曰"诸癃结，小便不通"，言其不治呕吐也。《本经》自申其说者甚多，疑古本止云关格[①]，后来名医如华佗、仲景辈讨论之，乃知其实治下不治上，遂著此以示后人也，不治格而《经》文云云者，与《伤寒·平脉法》"下微本大者，则为关格不得溺"一例从。可知《经》文凡言寒热者，亦不必寒热皆有矣。欲穷《经》者，须知

---

① 关格：中医病证名。小便不通名关，食即吐出名格，二者并见为关格。一说大便不通为内关，小便不通名外格，大小便都不通名关格，其病机是脾肾虚衰，气化不利，浊邪壅塞三焦，乃常见危重病证。王冰注《素问·六节脏象论》："格拒而食不得入，关闭而溲不得通。"

古义难为执一者，道也。

又案：此药今谓洛阳花，一名石竹。

玄参

味苦，微寒。主腹中寒热积聚，女子产乳余疾[①]，补肾气，令人目明。一名重台。

案：此药总治热结气，不可治寒。于此又可见《经》文"寒热"二字，非必果兼有之也，况有"令人明目"一句可证乎！

秦艽

味苦，平。主寒热邪气，寒湿风痹，肢节痛，下水，利小便。一名秦瓜。

案：秦艽，《外台》或作蓁艽，此亦秦非地名之一证。艽，古作"艽"，从"丩"。"丩"犹纠缭也。人身纠缭之物，外则筋，内则肠，故主"肢节痛""利小便"，且可知其为治半表半里药。

百合

味甘，平。主邪气腹胀，心痛，利大小便，补中益气。

案：此即今白花百合也。其红花者名山丹，今亦呼百合，而非《经》所指。孙德祖《寄庵乙志》：百合出中州者味甘，以其同天地中气也。瓣纤长类佛手柑，最易辨识。嵩山所出尤佳。天生岁久者，能却病延年，殊不易得，亦朱草、肉芝之亚也。嵩山兼

---

① 产乳余疾：指妊娠产后各种病，亦称产余疾、乳余疾。乳，本义生子，生产。

出黄精，久服功效不亚参、苓。

百合入血之品，润药也，故百合病用之。于《经》文推之，凡言邪气者，皆以在半表半里为正。

知母

味苦，寒。主消渴热中，除邪气，肢体浮肿，下水，补不足，益气。一名蚔母即蝭母，古者"是""氏"通用，一名连母，一名野蓼，一名地参，一名水浚"浚"当即"蔆"字之误，一名水参，一名货母，一名蝭母。

案：肢体为热所壅，故浮肿。其云"下水"，虽不必专主小便，然热壅津液之小便不利亦能下之。知母亦有浸淫之性，故称蔆。

贝母

味辛，平。主伤寒烦热，淋沥，邪气，疝瘕，喉痹，乳难，金疮风痉。一名空草王念孙说"商"即"苗"字之误。泉谓"空"，又因"商"而误。

案："乳难"以上皆因于痰。"金疮风痉"一病名，亦治痰之引申。

《尔雅》《释文》引此，又有一名药实，一名苦华，一名苦菜，一名商草，一名勤母，今皆作《别录》。

白芷

味辛，温。主女人漏下赤白，血闭阴肿，寒热，风头侵目泪

出。长肌肤，润泽《纲目》"泽"下，有"颜色"二字，可作面脂。一名
芳香。

案：《经》云治"漏下，血闭，阴肿"者，风邪留而入里侵下
也；其治"头风泪出"者，风邪犹在上也。上下并治，亦半表半
里之品。

淫羊藿

味辛，寒。主阴痿绝伤，茎中痛，利小便，益气力，强志。
一名刚前前，当为"筋"，刚筋谓强茎也。《素·热论》"颊前"，杨上善"前"作
"筋"。

案：淫，大也，《诗》曰"既有淫威"。羊犹佯也，言其大而
似藿也。本草家谓淫羊以此为藿，喜食之，凿矣。此药能强人筋，
故别名刚筋。《经》文"前"字，即"筋"字之误。《尔雅》"虪，
九叶"，瞿氏颢云即淫羊藿，关中呼为三枝九叶草。

黄芩

味苦，平。主诸热黄疸，肠澼泄痢，逐水，下血闭，恶疮，
疽蚀，火疡。一名腐肠。

案：此药泄、闭并治者，非戾也。总是去"瘀热"耳，故并
不论水血，为心腹壅滞之热之主药。

又案：《本经》言泄痢者十三：矾石，泄痢白沃；五石子，泄
痢肠澼，脓血；云实、龙骨皆主泄痢脓血；黄芩，肠澼泄痢；女
苑，泄痢肠鸣，上下无常处；蘗木，止泄痢，女子漏下；枳实，
止痢；羖角，止寒泄；鸡肶胵皮，土泄痢；殷孽，主瘀血泄痢；
藜芦，主泄痢肠澼；腐婢，主泄痢。盖古者于凡窍通津血利者，

皆谓之"泄痢"也。《本经》言"泄澼"者一，滑石主泄澼。澼，辟也。《本经》言下痢者三：黄连，肠澼腹痛下痢；蜜蜡，下利脓血；干姜，肠澼下痢。"下"即"泻"字，泻、泄同义。

石龙芮

味苦，平。主风寒湿痹，心腹邪气。利关节，止烦满。久服轻身，明目，不老。一名鲁果能，一名地椹。

案：吴普、苏恭皆云是水堇之子，其黄花有毛者即钩吻。

附：水蕲、石龙芮、钩吻说

医书芹、蕲、堇、蕲多相乱，古者"堇"字作"蓳"，从草堇声。"堇"训黏土，本与"蓳"别；而"蕲"字从"堇"艮声，"艮"与"斤"通，如龈断之例。蓳加斤即为蕲，蕲省"艸"即为蕲，蕲省蓳即为芹，蕲省"堇"为艮，艮加"艸"即为茛。《本经》"水蕲"亦作"水堇"，称水茛。毛堇称毛茛，则水蕲明系水茛也。石龙芮即其子，故吴普、苏恭皆云石龙芮一名水堇，而《博雅》云"钩吻，毛茛也"。然则《本经》之列水蕲、石龙芮与钩吻者，乃是茛之二种，与《金匮》食芹禁忌中水茛 今《金匮》"茛"作"茛"，又衍"菪"字于"茛"下，误中之误。 详余所撰《研经言》钩吻并举，《百一方》水茛、毛建草 毛建草即钩吻 并举同意。寇宗奭《衍义》云：石龙芮有二种，水生者叶光而子圆，陆生者叶毛而子锐。陆生者又谓之天灸 《纲目》以"天灸"为"钩吻"。 此说最得之。但当云茛有二种，则文义圆融，不当以石龙芮冠之耳！据《百一方》说，则《本经》"水蕲"即蟹所食者，以其有毒，故入下品。陶氏误以食芹当之，遂疑其当入上品，不当在下品，由其不知字义，并不知《本经》不收"种菜"故也。至于叶如苣蒻之芹是楚葵，《本经》所不收。若《周礼》注云芹，《说文》作茛者，非谓《说文》

本无芹字，谓《礼》之芹即《说文》类蒿之茞，非楚葵之芹也。段缪堂谓芹字后人据《尔雅》增，非也。楚葵即紫堇，亦曰赤芹，非茞也。缘茞省辶亦为芹，故与楚葵之芹相乱。明乎字义而堇、蘄、薪其别可知。《纲目》未能分析，故详论之。约其要则光茛、毛茛皆"堇"属，当归、芎藭皆"蘄"属案《玉篇》"茞，蒌蒿也"。

茅根

味甘，寒。主虚羸劳伤，补中益气，除瘀血，血闭，寒热，利小便。其苗主下水。一名兰根，一名茹根。

案：《经》言苗者，即所谓茅针也。

紫菀

味苦，温。主咳逆上气，胸中寒热结气。去蛊毒，痿躄，安五脏。

案：此药以今验之，往往润肠，盖治肺家寒燥者也。有热者忌用。

紫草

味苦，寒。主心腹邪气，五疸。补中益气，利九窍，通水道。一名紫丹，一名紫芙。

案：《说文》"茈，茈草也"，茈即紫字。藐，茈草也。藐即芙字。《广雅》谓之茈菮，《周礼》注谓之茈菮，疑丹即菮之误。

茜根

味苦，寒。主寒热风痹，黄疸，补中。

案：《金匮》红蓝花，当即茜草。汉、唐人用《本经》药，多喜用别名，徐广《史记·货殖传》注云茜一名红蓝，其花染缯赤黄。《本经》无红蓝花，陆玑《诗》疏云："茹藘，茅蒐也，蒨草也，一名地血。"齐人谓之茜，徐州人谓之牛蔓。以徐州人名牛蔓推之，自是藤生者。今川中有煎成鸡血藤膏，色赤黑而润，以治风血绝佳，他省皆贵之。此当即《纲目》"血藤"。血、茜乃一声之转。云鸡血者，状其赤耳。明·虞搏云血藤即过山龙。过山龙，茜别名。

茜善治血，则"风痹""黄疸"，皆主血虚挟风热者言。"寒热"亦指热言。《纲目》另有红蓝花，即染坊之红花，非仲景所知也。

败酱

味苦，平。主暴热，火疮赤气，疥瘙，疽痔，马鞍热气。一名鹿肠。

白鲜

味苦，寒。主头风，黄疸，咳逆，淋沥，女子阴中肿痛，湿痹，死肌不可屈伸，起行止步。

案："女子"以下十八字作一句读。"死肌"以下申"湿痹"。

考此药《本经》主治，皆为属风痰所为。"头风，黄疸，咳逆，淋沥"，止因风成水之症。"肿痛，湿痹"亦有由风水得之者。《别录》时行腹中大热，饮水、欲走、大呼云者，谓时行病因热大饮而停为水邪成狂病也。惊痫产疾亦有因于风水者。甄权之义亦主风痰，故有风疮、疥癣赤烂、眉发脱脆、酒黄等治。《大明》云"通小肠水气及头痛、目疼"数语，显是风水所致。苏颂治肺嗽亦同。《肘后》治鼠瘘出脓血，脓血与水同法。

又案：《经》文"主女子阴中"以下十八字，疑即近世所谓房劳之阴㿗。《千金》《外台》所谓女子伤于丈夫者与此略相似。

酸酱

味酸，平。主热，烦满，定志，益气，利水道。产难，吞其实立产。一名醋酱。

案：此药即今药肆灯笼草，一名苦耽。《尔雅》"葴，寒酱"即此。其子今呼为红灯笼。

又案："醋"古"酢"字，《唐本草》稀莶治热䘌烦满，李氏以《唐本草》所指为龙葵，而龙葵即酸酱之别，以彼例此，疑《本经》"热"下脱"䘌"字。

紫参

味苦，寒。主心腹积聚，寒热邪气，通九窍，利大小便。一名牡蒙。

案：汉后人称本草者，多好称别名，故唐人之牡蒙即此，于狼牙、鬼督邮、马目毒公、鬼箭亦然。陶注于沙参下云"五参外又有紫参，乃牡蒙也"，亦其例。

藁本

味辛，温。主妇人疝瘕，阴中寒肿痛，腹中急。除风头痛，长肌肤，悦颜色。一名鬼卿，一名地新。

案：《广雅》"山茝、蔚香，藁本也"，是此药。为白芷之类，故功用亦大同，今从"除风头痛"之用。

案：《桐君药录》：真藁本久绝，梁时惟以芎䓖根须当之。二苏所释，似即细叶芎䓖。又《桐君》以芎䓖况藁本，而《吴普》说芎䓖五月花赤，苏颂芎䓖七八月开碎白花，疑古今芎䓖本不同也。

狗脊

味苦，平。主腰脊强，机关缓急，周痹，寒湿膝痛。颇利老人。一名百枝。

案：《别录》又有菝葜，或作菝䒷，《玉篇》云"菝䒷，狗脊根也"。《吴普》《广雅》、陶注、《博物志》并谓菝葜即狗脊，正合，但不如《玉篇》详。泉谓：菝葜即狗脊之下根，狗脊乃土瓜之上根，故与狗脊分别为二品。《别录》《大明》所列主治皆大同，或疑狗脊已言根，而《玉篇》云"菝䒷，狗脊根也"，何也？曰此犹百合已言根，而仲景复去百合根之例。菝葜即土瓜根，故郑注《月令》云菝葜之实为土瓜，《圣惠》《集简》等所称是也。土瓜之总根即狗脊，寇宗奭、李时珍释土瓜皆云根又生根。陶、苏所释之土瓜即栝楼之属，故每与栝楼通用。

萆薢

味苦，平。主腰背痛强，骨节风寒湿周痹，恶疮不瘳，热气。

案：此药《纲目》谓之白菝葜。

白兔藿

味苦，平。主蛇，虺，蜂，虿，猘狗，菜肉蛊毒，鬼疰，风
疰。诸大毒不可入口者，皆消除之 "风疰" 以下十四字，从《纲目》补。
一名白葛。

案：《纲目》"鬼疰" 下有三十三字不似《本经》语，但照旧
文则又不全，今断自 "风疰" 以下十四字为止。

又案：葛根称鹿藿，故此药称兔藿。今白毛藤风科用之，形
绝似葛，故称白葛。

营实

味酸，温。主痈疽，恶疮，结肉跌筋，败疮，热气，阴蚀不
瘳，利关节。久服轻身益气 "久服" 以下六字从顾本补。一名墙薇，一
名墙麻，一名牛棘。

案：墙薇今用花，古用子，故称营实。今湖俗称野墙薇者即
此，谓野外所生，取其不经灌溉，非谓有家者而别言之也。墙薇
以白为正，一名做丝花，古称酴醾。《经》云 "主败疮，热气，阴
蚀不瘳"，则治痔之义该矣。

白薇

味苦，平。主暴中风，身热肢满，忽忽不知人，狂惑，邪气寒热，酸疼，温疟洗洗，发作有时。

案："肢"当为"支"。支满即气闷。《纲目》有"春草"二字，别名。

薇衔

味苦，平。主风湿痹，历节痛，惊痫吐舌，悸气，贼风，鼠瘘，痈肿。一名麋衔_{疑即今"鹿含"}。

案：此药主治皆筋病。"风湿痹，历节痛"句，谓此治痹乃治"历节痛"之痹也；"惊痫吐舌，悸气"句，谓此治"惊痫"乃治有"吐舌悸气"者之惊痫也。痫与吐舌本系筋病，据此知"悸气"亦有因筋病者，盖筋动之悸，亦气为之故也。"贼风，鼠瘘，痈肿"句，谓此治贼风所致之颈疬也。"鼠瘘痈肿"四字一气读于此，知今人以鹿含草治吐血者，惟于伤筋所致者最宜。

翘根

味甘，平。主下热气，益阴精，令人面悦好，明目。久服轻身，耐老《唐本退》。

案：此与连翘异部者，以品有中、下也。《御览》九百九十一"甘"作"苦"。

水萍

味辛，寒。主暴热身痒。下水气，胜酒，长须发，止消渴。久服轻身。一名水花，一名水白顾本无。

案：此药《吴普》、陶苏皆谓是大蘋，《纲目》欲分为二物，故非之今浮蘋，用以为发汗药。

王瓜

味苦，寒。主消渴，内痹，瘀血，月闭，寒热，酸疼。益气，愈聋。一名土瓜方书复有"土瓜根"，当是其须，如百合已为根，而复有"百合根"之比。

案：此即《别录》菝葜，郑注《月令》说是也。详"狗脊"下。郑樵《通志》亦曰叶似王瓜，故名王瓜草。名实皆符，但曰似，则知之未审也。且贯众名黑狗脊，而《图经》谓其根如大瓜，则可以况狗脊根之为瓜矣！

附：王瓜说

《本经》王瓜一名土瓜。盖以凡瓜之生在茎，见于土上，独草藓中一种赤色者，根形如瓜，没在土中，故曰土瓜。其凡称瓜者，不必尽如瓠类，彼芐蒋，以中有芐手得名芐。芐，瓜声字也。菲当蓄类，亦名土瓜，此王瓜亦尔。王瓜一名菝葜，葜字亦从瓜，绎其名义即知郑注之确。郑注《月令》"王瓜生云萆薢也"，萆薢即菝葜，菝葜即菝葜，《纲目》云"菝葜，犹妭结"，言其短也，夫根短则椭圆如瓜矣。陶注非之，良由泥看"瓜"字故耳。王瓜主疗与菝葜之除风湿、去老血同，明是一物。若陶所称之土瓜，即甜瓜之野生者，正系栝楼之别种，《本经》必不再列。张冠李戴，莫此为甚。

地榆

味苦，微寒。主妇人乳痓痛，七伤，带下五漏顾本无"五漏"二字，有"病"字，止痛，除恶肉，止汗，疗金疮。

案："乳痓"即产后中风也。"痛"当为"病"。

海藻

味苦，寒。主瘿瘤气，颈下核，破散结气，痈肿，癥瘕，坚气，腹中上下鸣，下十二水肿。一名落首。

案：《广雅》"海萝，海藻也"，则海藻乃萝类。寻此主治，皆痰水之属热者。《千金》云天下寒物，无过海藻。

泽兰

味苦，微温。主乳妇内《御览》九百九十"内"作"血"衄，中风余疾，大腹水肿，身面四肢浮肿，骨节中水《纲目》无"乳妇"以下廿二字，金疮，痈肿疮脓。一名虎兰，一名龙枣。

案：此药一名风药，乃消血消水之品。"内衄"亦风所致。"大腹水肿"以下诸病，风搏液而成水也。"金疮之痈肿疮脓"，亦中于风水而然也。别名龙枣，当为龙棘，以其叶尖硬似刺故名。

防己

味辛，平。主风寒温疟，热气诸痫。除邪，利大小便。一名解离。

案：此是木防已，其生汉上者为汉防己，乃萝类。《千金》有
"汉上木防己"可证。已，止也，防其止则解离之，即近世通脱
木之属。

案："风寒"以下八字句，言"风寒温疟，热气"所致诸痫并
治之。盖专指此四因中之有水者言之，其"利二便"亦然。除邪
药多治上中二焦，独防己利于下焦。

牡丹

味辛，寒。主寒热，中风，瘈疭，痉^{原本无"痉"字，今从徐、顾本}_补，惊痫，邪气。除癥坚，瘀血留舍肠胃，安五脏，疗痈疮。一名
鹿韭，一名鼠姑。

案：此经络脏腑并治之药。蒿、丹并用者，从"寒热"引申。
肠痈为主药者，从"瘀血留舍肠胃"引申。

款冬花

味辛，温。主咳逆上气，善喘，喉痹，诸惊痫，寒热邪气。
一名橐吾，一名颗冻_{一作"冬"}，一名虎须，一名菟奚_{即"橐吾"之}
_{转音}。

案：此药治风寒挟痰之病。然真者久绝药肆，多以枇杷花嫩
蕊充之。但此蕊古不见用，《纲目》但著其治头风清涕出，与辛
夷同用云云，尚未及治嗽。考寇宗奭云枇杷叶治热嗽为宜，蕊
与叶虽异物，或偕用不甚相远，欲如《经》冲寒透邪之效，断不
能也。

石韦

味苦，平。主劳热邪气，五癃闭不通。利小便水道。一名石
鞭《纲目》作鞭。

案："闭不"二字疑衍。

马先蒿

味苦，平。主寒热，鬼疰，中风，湿痹，女子带下病，无子。
一名马屎蒿"屎"一作"矢"。

案：此即今铁茵陈。以别名屎字推之，则马先当作马矢，古
多借"矢"为"屎"。

又案：陆玑《诗疏》"蔚"下云：牡蒿七月花，八月角，一名
马薪蒿。则马先即角蒿。

附：马先蒿说

自《广雅》有"因尘，马先也"一语后，人遂称马先蒿为铁茵
陈，一名铃子茵陈。《别录》谓之练石草，亦谓之牡蒿。考《本经》
马先蒿"主寒热，鬼疰，中风，湿痹，女子带下病，无子"，《别
录》练石草"主五癃，破石淋，膀胱中结气，利水道小便"，牡蒿
"主充肌肤，益人，令人暴肥。不可久服，血脉满盛"，三者名义似
乎皆异。然据陆玑《诗疏》，则牡蒿的系马先。据《肘后》，则练石
的系马先无可疑者。今案：《本经》功效，主祛风湿之在半表里者，
《别录》两言各据一，偏言也。水道小便之不利，盖风湿在上、在
下之所生。充肌暴肥，盖风湿已去之验。三者未尝不合，且久服能
令脉溢，可知其去风湿之力矣。《千金》治痹与陶治恶疮说合。辨
药者当以《本经》为主，而取他书以附之方尽其义，此其要诀。

积雪草

味苦，寒。主大热，恶疮痈疽，侵淫，赤熛^①，皮肤赤，身热。

案：此药《纲目》以为胡薄荷。侵，古"浸"字。

女菀

味辛，温。主风寒洗洗，霍乱，泄痢，肠鸣上下无常处，惊痫，寒热，百疾。

案：此药诸家皆不详形状。苏恭、寇宗奭并谓是白菀、然陶于紫菀下论及白菀乃紫菀之异色者，于女菀下又辨其非白菀，陶意固不以为女菀也，恐当是委蛇。《别录》"委蛇，甘平，无毒。主消渴少气，令人耐寒。生人家园中，大枝长须，多叶而两两相值，子如芥子"，盖亦去风之物，与"女菀"二字形声相近。《肘后方》恐亦误以白菀当女菀。

案："肠鸣"以下七字，句。

王孙

味苦，平。主五脏邪气，寒湿痹，四肢疼酸，膝冷痛。

案："五脏"，谓肺也。肺为半表半里，是药亦治半表半里，故肺痈用之。

此药陶注为黄昏，《纲目》以为即旱藕，亦名牡蒙，与紫草同名。

---

① 赤熛：中医病证名。指肌肤所发的赤色丹疹。

蜀羊泉

味苦，微寒。主头秃，恶疮，热气，疥瘙痂癣虫。

案：此药苏恭以下皆云是漆姑草。然陶注于杉材下附见漆姑，而于此云不识，则陶意与苏异，惟苏颂引或说是老鸦眼睛草者最为近之。考老鸦眼睛草，杨起《简便方》谓即乌敛莓实，如龙葵生青熟紫，内有子。准此，知羊泉是龙葵属也。且龙葵滑利有汁而味甘，则于《别录》一名羊饴尤合。龙葵主治痈疮，其于羊泉性用亦无不合。羊泉称"羊"与龙葵称"龙"，皆取壮大之义。今纵未能灼知而龙葵之有合名义，不犹胜于漆姑草之全无仿佛乎？又案：医书或谓小便为水泉，龙葵之汁白似羊之泉，于义尤合。若漆姑称"漆"，则当色黑，非其义也。

爵床

味咸，寒。主腰脊痛不得著床，俛仰艰难。除热，可作浴汤。

案：《本经》有此药无香薷，《别录》有香薷无此药，是爵床即香薷也。《吴普》作爵麻甚通。《本经》此药主治皆是水病，与香薷治水肿合。

栀子

味苦，寒。主五内邪气，胃中热气，面赤，酒疱皶鼻，白癞，赤癞，疮疡。一名木丹《纲目》、顾本皆有，今补。

案：此发越胃中蕴热之药。

"五内邪气"半表里也，治同芜荑。"胃中热气"里也，"面赤"以下表也。

竹叶

味苦，平。主咳逆上气 "气" 下当有 "血" 字，溢筋急[1]，恶疡，杀小虫。根，作汤，益气，止渴，补虚，下气。汁，止风痉。实，通神明，轻身，益气。

案：《千金》《外台》治骨蒸多用根汁，即沥也。甄权云叶主吐血。

檗木

味苦，寒。主五脏肠胃中结热，黄疸，肠痔，止泄痢，女子漏下赤白，阴阳伤 徐本、顾本 "伤" 作 "疮"，在 "蚀" 字下蚀。一名檀桓 《纲目》于 "檀桓" 下引《本经》"苦寒，主心腹百病，安魂魄，不饥渴。久服轻身，延年，通神" 二十字。

案：此治半表里及全里之药。

吴茱萸

味辛，温。主温中，下气止痛，咳逆寒热。除湿血痹，逐风邪，开腠理。根，杀三虫。一名藙。

案："除湿"当为"阴湿"，谓阴下湿。《外台》有方"阴下湿痒，吴茱萸煎汤频洗取效"。"止痛"当为"心痛"，此药能"逐风

---

[1] 溢筋急：即跌筋，指筋肉伤损错位甚或突出。

邪，开腠理"，故能治噫醋。

又案：《外台》卷二十六深师五痔方用楸木根皮。宋本云即茱萸，时本作一名莍子，即茱萸。是茱萸即榝，亦即楸也。郑《礼》注于莍谓即煎茱萸，于茱萸谓即榝也。泉谓：楸是树名，茱萸是子名。

桑根白皮

味甘，寒。主伤中，五劳六极，羸瘦，崩中脉绝，补虚益气。叶，主除寒热，出汗。耳，益气不饥，轻身强志 ^{"耳益"} 以下九字从《纲目》补。

案：据《纲目》此下有桑耳，主治云"桑耳，甘平有毒。黑者，主女人漏下赤白汁，血病，癥瘕积聚，阴痛，阴阳寒热，无子"，顾校本亦有之云。武进邹氏云"阳"当作"伤"。又有"五木耳名檽，益气不饥，轻身强志"十三字经文可见。"耳益气不饥，轻身强志"云云，《纲目》改也。

芜荑

味辛，平。主五内邪气，散皮肤骨节中淫淫温，行毒，去三虫，化食。一名无姑 芜荑者，无姑之蕿也。"芜"当为"无"，不从艸，一名蕿瑭 顾本别名有此，今补。

枳实

味苦，寒。主大风在皮肤中如麻豆，苦痒。除寒热结，止痢，长肌肉，利五脏，益气，轻身。

案："大风"以下十一字云云，风疹也。甄氏于枳壳亦云其止痢者，谓寒热结解而痢自止，非能塞也。

又案：苏恭云既称枳实，当合穰核，然则枳、实者混称，其去穰核者，乃称枳壳。枳壳者，修治以后之称也。枳与枝同，枝犹歧也。能使病气歧散，故治"寒热结"。《别录》亦云破结实，甄权于枳实云治伤寒结胸，于枳壳云治心腹结气，结即散之对也。

厚朴

味苦，温。主中风伤寒，头痛寒热，惊"惊"字疑衍悸气，血痹死肌。去三虫。

案：以《别录》子名"厚实"推之，则厚亦树之名。《说文》"朴，木皮也"，故一名厚皮。《广雅》谓之重皮，厚、重同义。"中风伤寒"一病名。"中"字以下十五字，句。

秦皮

味苦，微寒。主风寒湿痹，洗洗寒气。除热目中青翳白膜。久服头不白，轻身。

案：秦，当为"梣"，《说文》"青皮木"也。"除热目中青翳，白膜"八字句。"热目"谓赤眼也，《外台》有方"赤眼生翳，用秦皮煎洗"，或曰"除热"当为阴热。"洗洗寒气阴热"，谓外寒内热也。泉案：如其说，即不必改字亦通。

秦椒

味辛，温。主风邪气，温中。除寒痹，坚齿发，明目。久服轻身，好颜色，耐老，增年，通神。

案：此药《纲目》《拾遗》以为辣茄，然案之陶苏注则非。

又案：古有椒、樛、欓三名，见于诸家本草注。泉谓：樛即胡椒，欓即茱萸，若椒古今无异称。

山茱萸

味酸，平。主心下邪气，寒热温中，逐寒湿痹，去三虫。久服轻身。一名属枣—日属酸枣。泉谓：当名蜀棘，以其有刺故也。

紫葳

味酸，微寒。主妇人产乳余疾，崩中，癥瘕，血闭，寒热羸瘦，养胎。一名陵苕，一名芰华二别名均从《纲目》补。

案：此药张楫以为瞿麦，吴普、李当之皆云其根，陶用吴说。泉谓：《本经》称瞿麦"主关格，诸癃结，小便不通，出刺，决痈肿，明目，去翳，破胎堕子，下闭血此言穗"，紫葳"主妇人产乳余疾，崩中，瘕疝，血闭，寒热，羸瘦，养胎此言根"，寻其主治，皆通利血气，但堕胎与"养胎"异耳。然凡草、根、茎异用，如麻黄发汗，而其根反止汗之类不少，不得以此疑之。唐苏恭始议及《本经》出处之异，而以凌霄花当之。但本草一物异出者亦不少，亦不得以此疑之。《纲目》附和恭说，谓俗谓赤艳为紫葳葳，凌霄花赤艳，故名。但花之赤艳者岂独凌霄？而瞿麦花正赤色可爱《别录》《图经》皆云，何尝不合紫葳葳之义，当是瞿麦根色紫，故名之。盖花之紫，葳葳不足异，而根之紫，葳葳实以少而足异耳！陶说确不可易也。其一名陵苕者，以其色如苕而不生于水，故曰陵上所生之苕，盖取最著者以为例。本草此类亦不少，未可误也。其一名芀华者，与《说文》草根曰芀尤合。

又案：《别录》"有名未用"白背根似紫葳，明以白背之根况瞿麦之根也。不然，岂有草根似凌霄花状者乎？订本草者当并紫葳主治于瞿麦下，以根、穗立文，而别出凌霄性用方合。缘《本经》误列紫葳于山茱萸、猪苓之间，后人遂以入木部，因有异说。近王念孙云《本草》紫葳一名陵苕，即《别录》鼠尾一名陵翘者，《诗》义疏之陵苕一名鼠尾，七八月中花紫是也，存参。

猪苓

味甘，平。主痎疟。解毒，蛊疰不祥，利水道。久服轻身，耐老。一名猳猪屎。

案："蛊疰不祥"申"解毒"。

白棘

味辛，寒。主心腹痛，痈肿溃脓，止痛《纲目》痛下有"绝刺结"三字。一名棘针。

案：此即酸枣树之针。

龙眼

味甘，平。主五脏邪气，安志，厌食。久服顾本"久服"下有"强魂"二字聪明，轻身不老，通神明。一名益智。

木兰当补"皮"字

味苦，寒。主身大热在皮肤中，去面热，赤皰酒皶，恶风，癫疾，阴下痒湿，明耳目。一名林兰《广雅》谓之桂兰，疑此"林"字误。

案：此药主"身大热"，性用颇似栀子。

五加皮

味辛，温。主心腹疝气，腹痛，益气，疗躄，小儿三岁"三岁"二字从《纲目》补不能行，疽疮阴蚀。一名豺漆以《别录》一名"豺节"言之。漆，当是"膝"之误。

案："小儿"以下七字，申"躄"。

卫矛

味苦，寒。主女子崩中下血，腹满，汗出。除邪，杀鬼毒，蛊疰。一名鬼箭。

案：此药《别录》谓其能令阴中解，甄权谓其能落胎，盖下气之峻品。此崩下为利病，不当再利。主之者，以其"腹满"故。里实则表虚，故"汗出"。

刘熙《释名》谓箭羽为卫，《广雅》"簫，箭也"。卫即簫之省。泉案：矛当为髳之省，髳即《诗》"髧彼两髦"之髦，谓其羽如覆额至眉之发也，《说文》"髳，发至眉也。"

合欢 当补"皮"字

味甘，平。主安五脏，利心志，令人欢乐无忧。久服轻身，明目，得所欲。

案：此药《花谱》谓其叶如槐而小，朝开暮合，与《尔雅》"昼合宵炕"之守宫槐相反。

彼子

味甘，温。主腹中邪气。去三虫，蛇螫，蛊毒，鬼疰，伏尸_{慎微退}。

附：彼子说

近说经家及本草家皆读"彼"为"柀"，谓即《尔雅》之柀樅，彼子即榧子。案：《说文》樅省炎作柀，即今之杉。但余闻之友人潘秋樵云：榧子之树今名榧栢，与栢相类，与杉绝不相类。潘素习木业，目见此树决非妄言，岂前人误指耶？然《纲目》草木图云"柀，野杉"，因知柀与杉不类而类，故以野称，仍与《尔雅》合。且彼之为榧子自是定论，古"匪"字恒与"彼"通，如《诗》"彼交匪傲"，《春秋传》引作"匪交匪傲"，《灵枢·九针》中"铍针"一作"钺针"，亦非声、皮声相通用之证。"榧"亦"匪"声，故本草以彼为榧。考《别录》有俳蒲木云"甘平，无毒。主少血，止烦"。近朱骏声谓《尔雅》辅小木"，"小木"二字当为"枾"字之形近误分者。案：朱意谓枾为车辅之用，故因谓其木为辅，其义极精。枾之为榧，正与本草榧花称枾华合，枾、枾一字。"俳"亦"非"声，故得通借。蒲、浦，声浦，与辅皆"甫"声，故亦得通借。是榧子之树为俳蒲木，即非杉木明矣。

《别录》称其实三稜，亦与今榧子老时合。

梅实

味酸，平。主下气，除热烦满，安心_{"安心"二字当合为"愇"字}，肢体痛，偏枯不仁，死肌。去黑痣_{"痣"下当有"蚀"字}，恶肉。

桃核仁

味苦，平。主瘀血，血闭瘕_{徐本无"瘕"字}瘕，邪气。杀小虫_{徐本经文止此。}

桃花，杀疰、恶鬼，令人好颜色。

桃枭，微温，主杀百鬼精物。

桃毛_{《纲目》以为《别录》，元大德本与此同}，主下血瘕，寒热积聚，无子。

桃蠹，杀鬼，辟邪恶不祥。

杏核仁

味甘，温。主咳逆上气雷鸣，喉痹下气，产乳，金疮，寒心_{"心"当是"热"字之剥文}贲豚。

蓼实

味辛，温。主明目。温中，耐风寒，下水气，面目浮肿，却痈疡。马蓼去肠中蛭虫，轻身_{"却"字从顾本补。}

案：此即今水荭子。"面目浮肿"四字，申"水气"。此剥削肠胃之药，故伤食、转筋用之，与胡椒、吴茱萸等性用大同。

陆玑《疏》云游龙一名马蓼，陶注《本草》马蓼云其最大者名龙鼓，即水荭也。《病源·九虫论》无"蛭"。此当出"饮食误入腹"者。

葱实

味辛，温。主明目，补中气不足。其茎白从《千金》补可做汤，主伤寒，寒热出汗《纲目》"出汗"二字在末，"出"上有"能"字，义较长，中风，面目肿。

薤

味辛，温。主金疮，疮败。轻身，不饥，耐劳。
案：此今呼野蒜，亦呼夏蒜。

假苏

味辛，温。主寒热，鼠瘘，瘰疬生疮，破结聚气，下瘀血，除湿痹《纲目》痹作疽。一名鼠冥"冥"，小也。以其叶细，了如蓂荚，故名。
案："瘰疬"，本状瘘疮之称，后人遂以为瘘疮之专称，四字申"鼠瘘"。《吴普》云一名荆芥。

水苏

味辛，微温。主下气，杀谷，除饮食_{明万历本无"杀谷"下五字}，解口臭，去毒，解恶气。久服通神明，轻身耐老。

案：此药《千金》云即鸡苏，《别录》、陆《疏》、唐本、贾勰并同。

水蕲

味甘，平。主女子赤沃[①]。止血，养精，保血脉，益气，令人肥健嗜食。一名水英。

案：此药陶注以为芹菜，云蕲即芹字。泉案：此非叶如芎藭之芹也，《本经》当指叶圆而光者言。故吴普、苏恭皆云石龙芮，一名水堇。堇即蕲字。《千金》别石龙芮为堇葵，又有蕲菜，乃二物。但蕲菜不称水蕲。

附：水蕲说

此药诸说不一，先将食芹辨明，则水堇可知已。湖俗所食芹，叶似柳而短，即韩、孟所云白芹叶似芎藭者，实古蕲属，《唐本草》始有之。尝闻之金生曰"今所食芹，虽水陆并生，止是一物。但水生者较润，则叶稍阔耳"，因知食芹之不得专以水蕲称。而《千金》书法之善示人以有别也，不得为食芹，则居中品也亦宜。水蕲水生有毒，必能去湿毒之病，病去而精气血脉自旺，故《本经》著其效如此。正如桑白皮，《别录》但言其泻肺，而《本经》亦著补益，皆从对面言之。

---

① 赤沃：中医病证名。指带下病，带下颜色红赤。

发皮

味苦，温。主五癃①，关格不通。利小便水道，疗小儿痫，大人痓。仍自还神化。

案：此谓旧蒙巾也，即《诗·召南》"被②之僮僮"之被。皮、被，皆"皮"声。

白马茎

味咸，平。主伤中，脉绝，阴不起。强志，益气，长肌肉肥健，生子。

眼，主惊痫，腹胀，疟疾。当杀用之_{"当"下四字从顾本补}。悬蹄，主惊邪，瘈疭，乳难，解恶气鬼毒，蛊疰不祥。

鹿茸

味甘，温。主漏下恶血，寒热，惊痫。益气，强志，生齿，不老。

角，主恶疮痈肿，逐邪恶气，留血在阴中。

案：《经》列白胶于上品，而鹿茸及角反在中品，与今世所尚绝异，义可思也。鹿茸所主漏下诸症，乃极虚不固者也。凡从里逐出之用，无过鹿角。

---

① 五癃：五淋之古称，即石淋、气淋、膏淋、劳淋、热淋。
② 被：本义为睡觉时盖在身上用来保暖的小被子，大被子称为衾。引申指表面，承受，蒙受，冒着，施及，达到，遭受，遭遇。又通"披"，指覆盖，披挂，披散。又同"髲"，指假发。

牛角䚡

燔之味苦，平。下闭血、瘀血疼痛，女人带下血。

髓，味甘，平。主补中，填骨髓。久服增年。

胆，味苦，寒。可丸药。

案："闭血，瘀血"，骨节中之血。"带下之血"出于肾，肾主骨也。

羖羊角

味咸，温。主青盲[1]，明目，杀疥虫疥虫《纲目》作"毒虫"，止寒泄。烧之"烧之"二字从《千金》补解恶鬼虎狼，止惊悸。久服安心，益气轻身。

案：羖，黑羊也，与羚同类。《纲目》"止惊悸寒泄"在"明目"下，"久服"以下八字在"杀疥虫"上，"烧"上有"入山"二字。

牡狗阴茎

味咸，平。主伤中，阴痿不起，令强热大，生子，除女子带下十二疾。一名狗精。

狗胆，苦，平。明目六字原本脱，今从《纲目》及顾本补。

---

[1] 青盲：中医病证名。黑睛与瞳神之气色、形态正常，惟视力严重下降，甚至失明的慢性内障眼病。《诸病源候论·目青盲候》："青盲者，谓眼本无异，瞳子黑白分明，直不见物耳。"相当于西医的眼底退行性病变。

案：凡胆皆能明目。

羚羊角

味咸，寒。主明目，益气，起阴，去恶血，注下，解蛊毒，恶鬼不祥①。安心气《纲目》无"安"下三字，常不魇寐寐，当为寐，浅人不识，妄易之耳。

案：此药寻《经》意是清肃肝经之用，俗医谓其能解表邪者，妄也。凡有表邪服之者，恒至内陷而死。

又案：羚角与殺角性用大同。

犀角

味苦，寒。主百毒，蛊疰，邪鬼，瘴气，杀钩吻、鸩羽、蛇毒，除邪，不迷惑，魇寐②。久服轻身寐，亦当为寐。

近陆懋修"犀角升麻说"甚精，见《世补斋医书》中。

牛黄

味苦，平。主惊痫，寒热，热气，狂痉，除邪逐鬼。

豚卵

味甘，温。主惊痫癫疾，鬼疰，蛊毒；除寒热，贲豚，五癃，

---

① 恶鬼不祥：多指鬼疰一类传染病的病原。
② 魇寐：睡中做噩梦惊呼。

邪气，挛缩。一名豚癫《千金》作"颠"。悬蹄，主五痔，伏热在肠"在肠"《纲目》作"在腹中"，肠痈内蚀。

麋脂

味辛，温。主痈肿，恶疮死肌，寒热"寒热"二字从《纲目》补，风寒湿痹，四肢拘缓《千金》"缓"作"挛"不收，风头肿气，通腠理。一名官脂。

案："四肢"下有六字，申"湿痹"。《纲目》于"腠理"下有"柔皮肤不可近阴，令瘘"九字，而于"理"下注云《本经》理下九字注云《别录》。然"柔皮肤"句，实与"通腠理"句同，为叠调不当，横截中间为两处文。疑当断自"风头肿气"以下皆为《别录》，否则通"九字皆为《本经》《千金方》亦连不断。其致瘘之义，人多不得其解，陶注谓麋脂因交毕而死乃堕地者，是脂即精也。得肾竭之气，故能瘘人阴，与时珍云少年气盛面生疮皰，化脂涂之，孟诜曰多食麋肉令人弱房，皆足为《别录》之证。

"痈肿恶疮"为不束，"死肌"为不仁，"寒热"为不主，"痹"为不用，皆与"不收"同义。

附：麋脂说

《别录》麋脂十月取之，而《周礼·夏献麋》郑注"麋膏散，散则凉"，皆与《别录》异。《传》《注》皆言"鹿，山兽；麋，泽兽"，而《别录》云麋生南山山谷及淮海边，是麋亦山泽并生者，何其乖耶？前人谓麋鹿虽老猎户不能别，本草家屡言麋、鹿性用无别，苏颂且谓麋茸、麋角力紧于鹿，盖二兽之难别久矣！《本经》于鹿取茸，取角，不取脂。独于麋取脂，不取茸、角，自当从陶注麋交十数牝，交毕即死，其脂堕地经年，人得之名曰遗脂之说。盖麋之所独，鹿之所无，故贵之。《唐本草》复出鹿脂，仍规仿《本经》麋脂主治为之，恐未足深信。又案：《周礼》注，则《本经》辛温，"温"当为"凉"字之讹，方与主治义合，意者冬取之而夏献之欤。

丹雄鸡

味甘，微温。主女人崩中漏下，赤白沃《纲目》"沃"下有"通神，杀恶毒不祥"八字。补虚，温中，止血六字《纲目》以为《别录》，元大德本"血"下有"通神，杀毒，解不祥"七字。

头，主杀鬼，东门上者尤良元大德本"良"下有"肪主耳聋，肠主遗溺"八字。

脻胵里黄皮《纲目》以为《别录》文，微寒，止泄痢《纲目》"痢"下有"小便频遗，止烦除热"八字。

屎白《纲目》以为《别录》文，主消渴，伤寒，寒热《纲目》"热"下有"破石淋及转筋，利小便，止遗矢，灭瘢痕"十五字。

黑雌鸡《纲目》以为《别录》，主风寒湿痹，五缓六急，安胎。

翮羽《纲目》以为《别录》，主下血闭《纲目》"闭"下有"左翅毛能起阴"六字。

鸡子黄，主除热火疮，痫痓，可作虎魄神物"黄"字从《千金》补。"除"当为"阴"。

鸡白蠹肥脂。

白蠹肥脂，"蠹"字，陈藏器本作"橐"，是也。白蠹谓蜑衣，肥脂谓蜑白，承上鸡子言。据《千金》，鸡子下当有黄字，以此知白蠹肥脂亦指蜑也。《千金》云卵白汁主心下伏热，止烦满咳逆。

案：后世用凤凰衣治咳，鸡子清润喉，正取此。陈藏器云今鸡有白臺，如卵而硬，有白无黄，云是牡鸡所生，名父公台。

"臺"字似"橐"字，疑传误也。陈说虽非《经》意，要其作"橐"可取也。

雁肪

味甘，平。主风挛拘急，偏枯，血原本"枯"下脱"血"字，今补气不通利。久服益气不饥，轻身耐老。一名鹜肪"鹜肪"当为"鹅肪"。

案："拘急、偏枯"申"风挛"，于此知中风四大症，痱、枯以缓急别，癔、痹以表里别，各有义。

雁为野鹅，与鸿为天鹅，为大小之别。今弋人称为花鹅。

鳖甲

味咸，平。主心腹癥瘕坚积，寒热，去痞疾，息肉，阴蚀，痔核，恶肉。

案：《千金翼》有以此一味治阴头疮者，由此主阴蚀，引申用之。

鮀鱼甲

味辛，微温。主心腹癥瘕，伏坚积聚，寒热，女子崩中下血五色"崩中下"六字《纲目》在"引痛下"，小腹阴中相引痛，疮疥死肌。

案：此药陶及诸家皆以为鼍甲。泉谓：鮀甲颇不易得，可用穿山甲代之。

蠡鱼

味甘，寒。主湿痹，面目浮肿，下大水，疗五痔<small>顾本无"疗五痔"句，当是《别录》文之混入者。</small>一名鲖鱼<small>从《纲目》补。</small>

案：鱼为水族，其性喜湿，独蠡鱼能杀诸鱼，故主湿痹。蠡亦鲤属，有独异之性。

"面目浮肿"申"湿痹"。

鲤鱼胆

味苦，寒。主目热赤痛，青盲，明目。久服强悍，益志气。

案：凡鱼皆令热中，是性缓也。独鲤能率群鱼上飞，又逆登龙门，则其类性强悍可知。凡性之征，恒见于胆。"强悍"于《洪范·五徵》属"急为恒寒"，故鲤胆性寒，肝胆开窍于目，故主目热疾。其"益志气"之义亦在是。

乌贼鱼骨

味咸，微温<small>王注《素问》十一云"味咸，冷平"。</small>主女子漏下赤白经汁，血闭，阴蚀肿痛，寒热，癥瘕，无子。

案：乌贼鱼亦喜杀鱼，故亦燥而收湿。《本草》例取独异者为用，故于诸鱼中专取此三种。徐之才曰此骨能淡盐、伏砶、缩银，据此知其收湿之力大矣。凡湿入血分而致瘀者宜之，故不论其漏与闭也。于淡盐、伏砶，知其破血之力大。

海蛤

味苦，平。主咳逆上气，喘息，烦满，胸痛，寒热。一名魁蛤。

案：此主痰结，亦半表半里症之用。

附：海蛤辨

海蛤，《本经》一名魁蛤，此语千古定案。故《吴普》曰海蛤形有文，文如锯齿，正谓今蚶子也。蚶，一名瓦垄，一名瓦屋，今名瓦楞。其大者曰车渠，一名海扇。垄，邱垄也。渠，沟渠也。称瓦垄，以其文起；称车渠，以其文陷；称海；以其色晦。训诂家谓"海者晦也"是也。称魁，以其形似羹斗也，如羹斗即与扇形相似也。车渠称扇，而今蚶子形亦如扇，故知为一类也。宋《嘉祐本草》于"海蛤"外别出"蚶子"，固非海药，别出"车渠"亦非也。论其主病，海蛤"止咳逆上气，喘息，烦满，胸痛，寒热"皆是痰水上涌之症，与瓦垄子"主消渴，和关节，解丹石，人生疮肿热毒"，与车渠之"解诸毒"性用大同，明非异物。自陶隐居谓海蛤从雁屎中得来，而《日华》因之，而苏恭、韩保升[1]、沈存中因又谓是。海中杂蛤虽不言得之雁屎，亦与陶说大同小异也。推《吴普》义，海蛤为文蛤之别种，故皆有文而此独异也。并于以知文蛤之不专指花蛤矣。

---

[1] 韩保升：五代后蜀（今四川）人，曾任翰林学士，奉诏主修本草。并以《新修本草》为蓝本，参校、增补、注释、修订药品形态，精究药物功效，参考多种本草文献，著成《蜀本草》，共20卷，附有《图经》。

文蛤

主除阴原作"恶疮"，《御览》九百四十二作"除阴"，义长，今从之蚀，五痔。

案：仲景用文蛤二：一治欲水反不渴，一治渴而贪饮。虽其症表里不同，要皆为水热相得所致，意在破水，不在滋水。"阴蚀、五痔"亦皆水热所为，故主之，《御览》义长。仲景用法与《经》合。近世反之，误以为咸平能滋水也。

此药与瓦楞皆取散结为用，而瓦楞尤胜。盖瓦楞破已结之水，文蛤破将结之水。近世称此为海蛤，误。

石龙子

味咸，寒。主五癃"癃"字疑衍，否则与"淋"复邪结气，破石淋，下血，利小便水道。一名蜥蜴。

案：《尔雅》蜥蜴为蝾螈、蝘蜓之通称。此《经》蜥蜴则指蝘蜓，即俗所谓泉龙，亦名壁虎，非蝾螈也。仲景于龙咬病云"吐出如蜥蜴"，可证凡物之小者曰石，如今小蟹称石蟹之例。《别录》始有蚖谓蝾螈，今用蛤蚧亦泉龙之属。

案：《别录》别出"蚖"以当"蝾螈"，另有论在本集，则此《经》蜥蜴是今壁虎无疑。今考《纲目》所列诸古方用壁虎者，治脐风、久痫、撮口虚惊、瘫痪、厉节、破伤中风、疠风、瘰疬、疳疾、蝎螫、反胃噎气、痈疮大痛，诸风邪外受之疾，皆"五邪结气"之引申义，与此《经》不应而应。而《开宝》《日华》所云"蛤蚧主治久咳，肺痨，传尸，杀鬼物，邪气，下淋沥，通水道，下石淋，通月经，治肺气，疗咳血"皆大通肾气之用，尤与此《经》相符。蛤蚧即壁虎之别种，《方言》云桂林之中，守宫能唱者，俗谓之蛤蚧是也，与今医者用蛤蚧纳气又相符，与《外台》用蜥蜴治小儿阴㿔，及《鬼遗方》用蜥蜴治诸瘘更相符，即谓此《经》石龙子为即蛤蚧也亦可，且《方言》云俗谓之蛤蚧，即可知古名之必为蜥蜴，若守宫矣。

"五邪"谓风、寒、湿、热及饮食，见《金匮》首篇。五者皆足令气结，故曰"五邪结气"。

露蜂房

味甘，平。主惊痫瘛疭，寒热邪气，癫疾，鬼精，蛊毒，肠痔。火熬之良。一名蜂肠。

案：此以窜为用，故主风湿所致痰液之壅。

蚱蝉

味咸，平—作"寒"。主小儿惊痫，夜啼，癫疾，寒热。生杨柳上四字从顾本补。

案：陶注云是哑蝉，参之当是鸣蜩，至秋无声时取之，故主有声之病。徐云蚱蝉日出有声，日入无声，故止夜啼，亦合。

附：蚱蝉说

《广雅》"㘎蜩，蠰也"，《方言》《广韵》《集韵》并谓"蠰，寒蜩"，"寒蜩，瘖蜩也"，近王引之曰"㘎与瘖同，蠰之为言犹瘖也"，此足证哑蝉之确。但陶注以哑蝉为雌蝉小异。泉谓："蚱"古无其字，当为"乍"，乍犹"暂"也。谓暂有声，暂有声则终非能鸣者也，故曰瘖蝉。惟为瘖蝉，故止夜啼。陶云"俗云蝉五月不鸣，小儿多灾"，故其治疗亦专主小儿。若《玉篇》"蚱蝉鸣"，此不足信，当是孙强辈羼入也。

又案:《说文》"嗫，小声也"。然则"菀彼柳斯，鸣蜩嘒嘒"，正小声之谓。小声与瘖近，故云哑蝉。《诗》"嘒彼小星"，《传》"嘒，微貌"，是嘒有小义。

白僵蚕

味咸，平。主小儿惊痫，夜啼，去三虫，灭黑黚，令人面色好。男子阴卢本无"阴"字，今从徐本补疡病。

经案:蚕食桑叶，桑能去风燥，而僵者又病于风，得风气多，故主一切风搏精液之痰。湖俗以头二蚕僵为贵，《经》不言原蚕。

卷下

下品药：一百二十五种

孔公孽　殷孽　铁精　铁落　铁铅　丹粉锡　锡铜镜鼻　代赭　戎盐　大盐　卤咸　青琅玕　礜石　石灰　白垩　冬灰　附子　乌头　天雄　半夏　虎掌　鸢尾　大黄　葶苈　桔梗　莨菪子　草蒿　旋覆花　藜芦　钩吻　射干　蛇含　常山　蜀漆　甘遂　白蔹　青葙子　藋菌　白及　大戟　泽漆　茵芋　贯众　莞花　牙子　羊踯躅　芫花　姑活　别羁　商陆　羊蹄　萹蓄　狼毒　鬼臼　白头翁　羊桃　女青　连翘　石下长卿　萹茹　乌韭　鹿藿　蚤休　石长生　陆英　荩草　牛扁　夏枯草　屈草　巴豆　蜀椒　皂荚　柳华　楝实　郁李仁　莽草　雷丸　梓白皮　桐叶　石南　黄环　溲疏　鼠李　松萝　药实根　蔓椒　栾华　淮木　大豆黄卷　腐婢　瓜蒂　苦瓜　六畜毛甲蹄　燕屎　天鼠屎　䶂鼠　伏翼 徐本在中品　虾蟆　马刀蟹　蛇蜕　蝟皮　蠮螉　蜣螂　蛞蝓　白颈蚯蚓　蛴螬　石蚕　雀瓮　樗鸡　斑猫　蝼蛄　蜈蚣　马陆　地胆　萤火　衣鱼　鼠妇　水蛭　木虻　蜚虻　蜚廉　䗪虫　贝子

案：《纲目》卷十七有"由跋，辛苦，温，主毒痛结热"。陶注及《小品方》皆以为鸢头，此本无之。又卷十八下有"赭魁，甘平，无毒，主心腹积聚，除三虫"，陶注：状如小芋。此本亦无之。疑皆《别录》文，李氏传写误耳。

孔公孽

味辛，温。主伤食不化，邪结气，恶疮，疽痿痔。利九窍，
下乳汁。

案："疽痿痔"三字，申"恶疮"。

殷孽

味辛，温。主烂伤，瘀血，泄痢，寒热鼠痿，癥瘕，结气《纲
目》此下有"脚冷疼弱"四字。一名姜石。

铁精

平。主明目，化铜。

案：铁精有二：一纯钢，沈括《笔谈》云：世用钢铁，以柔
铁包生铁，泥封，炼，令相入，乃伪钢也。真钢是铁精百炼至斤
两不耗者，纯钢也。此乃铁之精纯，其色明莹，磨之黯然青且黑，
与常铁异。

案：此铁《别录》亦采之，云"治金疮烦满，热中胸膈，气
塞，食不化"。《开宝》、许叔微谓之铁粉是也。一铁花，陶所云出
煅灶中如尘，紫色轻者为佳是也。《经》意指此非纯钢，用者勿
误。然《别录》称铁精疗惊悸，定心气，小儿风痫，阴㿗，脱肛，
与生铁之主治大同，不与此《经》应。《金匮》鳖甲煎丸方用煅灶
灰者，取其有铁精在也，力可化铜，何况瘕癥?

铁落

味辛，平。主风热，恶疮疡疽，疮痂疥气在皮肤中。

案：古字"酪酥"或作"落蘇"，故铁浆称"落"。疽疮之状详《病源》，与痈疽之疽绝异，俗医不能别，盖由不知疽即发背上下搭手之属，遂误以疽疮当之。疽疮，即俗所称"未白先白头"是也，乃浅小之疾，而颇作痛，令人难堪，故《经》恒言之。

"疡疽疮痂疥"五字，申"恶疮"。而"痂疥"二字同义，当为"痂癞"。

铁

主坚肌耐痛。

案：此即生铁。苏恭以为熟铁，非。

铅丹

味辛，微寒。主吐逆胃反，惊痫癫疾。除热下气。炼化还成九光。久服通神明。

案："吐逆胃反，惊痫癫疾"，皆痰热气所为，故云"除热下气"。

粉锡

味辛，寒。主伏尸，毒螫。杀三虫。一名解锡《御览》七百十九

"解"作"鲜"。

案：此即铅粉。

锡铜镜鼻

主女子血闭，癥瘕，伏阳，绝孕。

案：锡铜，即今云点铜。陶注特释锡铜镜鼻与粉锡同条之义，是陶以前粉锡与镜鼻不分列，但如此则于一百二十五种总数少一数，疑当补赭魁。

代赭 一本"赭"下有"石"字，非

味苦，寒。主鬼疰，贼风[1]，蛊毒。杀精物，恶鬼，腹中毒邪气，女子赤沃漏下。一名须丸。

案：《别录》除五脏血脉中热，即此"腹中毒邪气"之意。

《说文》"赭，赤土也"，则有"石"字非也。其必特著"代"字者，以见他处所产不足以当《本经》之效。吾湖所产，以醋调涂新生小儿两腮，时时润之数日，即免螳螂子之患。赭亦朱属，故有"土朱"之名。其治"精物恶鬼"，亦与丹砂主治相似。

戎盐

主明目，目痛。益气，紧肌骨，去毒蛊。

---

[1] 贼风，即风邪。贼：邪，不正。泛指一切不正常的气候变化和有害于人体的外界致病因素。《素问·上古天真论》："虚邪贼风，避之有时。"高士宗注："四时不正之气，皆谓之虚邪贼风。"

案：紧肌骨，《逢原》作"坚筋骨"。

大盐

令人吐。

案：《纲目》"令"上有"肠胃结热，喘逆，胸中病"九字，顾本无。

齿鹻

味苦，寒。主大热，消渴，狂烦。除邪及下蛊毒，柔肌肤。

案：此即生盐，以不成盐，故变文称鹻。

青琅玕

味辛，平。主身痒，火疮，痈疡痧，或作"伤"，疥瘙，死肌。一名石珠。

案：古者于光坚之物皆称珠，不必定圆，故以琅玕为珊瑚者近是。观云母石一名云珠可见。今肆中用红珊瑚。

案：云痈肿者，初起也；云痈疮者，已溃不收也；云痈疡者，痈之正候。

礜石

味辛，大热。主寒热鼠瘘，蚀疮，死肌，风痹，腹中坚癖，邪气案：卢本有"除热"二字，今从《纲目》删。一名青介石，一名立制石，一名固羊石。

案：蚀疮，如《金匮》阴中蚀疮之类，《千金》《外台》准此为用。近张璐《逢原》云今药肆以充砒石。泉谓：與、比二字义同。

石灰

味辛，温。主疽疡疥瘙，热气恶疮，癞疾，死肌，堕眉。杀痔虫[1]，去黑子息肉[2]。一名恶灰案："恶灰"当为"垩灰"，谓似白垩也。

白垩

味苦，温。主女子寒热，癥瘕，月闭，积聚，阴肿痛，漏下无子。

案：后人反之曰白墡。顾本无"阴肿"以下七字。

冬灰

味辛，微温。主黑子，去疣，息肉，疽蚀，疥瘙。一名藜灰。

案：陶、苏皆言是藜蒿灰，从《经》文别名也。《别录》冬灰生方谷川泽，谓藜非谓灰。《纲目》泛指为冬月灶中所烧薪柴之灰，而驳《本经》为不然，并斥《别录》为不通，宜其所采诸论诸方，皆不切《经》意矣。考《本草拾遗》[3]云灰藋茎叶烧灰，淋

---

① 痔虫，古人认为痔疮为虫所食之病。《释名·释疾病》："痔，食也，虫食之也。"《说文解字》："痔，后病也。"

② 黑子息肉，黑子，即黑痣。《诸病源候论·黑痣候》："面及体生黑点为黑痣，亦云黑子。"息肉，指腔孔内生的小肉块，如肠息肉、鼻息肉。

③ 《本草拾遗》：本草著作，唐代名医陈藏器（四明，今浙江宁波）撰。

汁蚀息肉，除白癜风、黑子面皯着肉作疮，此则与《本经》合。《纲目》于"藜"下云：茎，烧灰，和荻灰、蒿灰等分，水和，蒸取汁，煎膏，点疣赘、黑子，蚀恶肉云云，乃取陶氏荻灰尤烈之说而为之，正当合"冬灰"为一条。

附子

味辛，温。主风寒咳逆，邪气徐本"气"下有"温中金疮"四字，无下"金疮"二字，顾本同。破癥坚积聚，血瘕，金疮，寒湿踒《御览》九百九十"踒"作"痹"躄拘挛，膝痛不能行步。

案："风寒咳逆，邪气"，寒在上，气分，上兼风，故云风寒；"癥坚积聚，血瘕"，寒在中，血分；筋骨"踒躄拘挛，膝痛"，寒在下，筋骨间，下兼湿，故云寒湿。古读"痿"为"绥"，故以"踒"为"痿"。两足病为踒，一足病为躄，皆寒在下。

案：《千金》云"附子一枚，准半两"，此半两乃古秤，当今秤三分。明乎乌头为母，以附于乌头者为子，子必小于其母，则其重当止此。揆之《伤寒论》四逆通脉、四逆两汤，附子、姜并用之，等差相近。今药肆附子乃有重至今秤一两及两余者。今秤一两，当古秤廿两有余，视《千金》所言为廿余倍，必是其母，非其子也。如果古今所生不同，则其子之大且如此，其母当如何乎？惟子附于外，故主温经发表之用。若是母，则从里达表之力多，非专于表也。故医不通古今之变，而泥以为今药求如古效，其不足于治病也必矣！余闻之老药肆者云：此药价贱，自川至浙，水脚人工加费不小，故地头尽去其旁细子，单将如杯碗大者腌好而来。其不尽去者，亦轻捆载运，都被糟蹋。捡退市肆所用饮片，只此一物，并无分出乌头、附子及天雄者。然则，今市实无附子，宜其无如《千金》所云，天雄实混其中，故今无天雄。

乌头

　　味辛，温。主中风，恶风，洗洗出汗。除寒湿痹，咳逆上气，破积聚寒热。其汁煎之，名射罔，杀禽兽。一名奚毒案：《广雅》"奚毒，附子也"，"附"当为"侧"之误。一名即子，一名乌喙案：《说文》"萴，乌喙也"，"萴"即"即"字，古通。如"鲫"一作"鯽"之例。《别录》又添"侧子"，误于集者不知并合故也。《御览》引此正作"萴"。

　　案："恶风，洗洗出汗"六字，申"中风"；"咳逆上气"四字，申"寒湿痹"，此痹之在肺者。"寒热"二字属"积聚"，积聚皆风寒湿所致。

　　案：《本草经》乌头与附子、天雄为三建。古注虽不一，其说要以根为乌头，附根为附子者近是，乃一本所生也。《纲目》强分乌头有二，而以附子之身为川乌头，《本经》乌头为草乌头，张冠而李戴矣。依李说，草乌头根、苗、花、实并同川乌头，但此系野生云云，则当于《本经》乌头下注云一种，野生者性用并同，于例方合，不当竟以之当《本经》所指也。李于乌头下云"草乌头，根外黑内白，皱而枯燥为异尔，然毒则甚焉"，又于白附子下云"根正如草乌头之小者，长寸许，干者皱，文有节"合，而观之李，固知草乌头之即《别录》白附子也，何又立异至此？惟草乌头即白附子之属，故《日华子》谓草乌头为土附子，于以见白附子，实属附子之别种。《局方》青州白丸子，白附子、乌头并用，即近世川乌、草乌并用，诸方所祖也。

　　又《纲目》于天雄云天雄有二种，一种是他处草乌头之类自生成者，《别录》注乌喙云长三寸以上者为天雄，是也。据此，知李所指天雄亦白附子之别种。以一白附子分其长短，以当《本经》乌头、天雄，何也？

天雄

味辛，温。主大风寒湿痹，历节痛拘挛，缓急。破积聚，邪气，金疮。强骨节，轻身健行。一名白幕。

案："历节痛拘挛"五字，申"大风寒湿痹"。

案：《伤寒论》四肢微急，难以屈伸，用桂枝汤加附子；四肢拘急不解，四逆汤中有附子。《金匮》竹叶汤方下云"颈项强，加大附子一枚"，皆用此《经》拘急主治。

案：《外台》谓破癖必用乌头，是用此《经》"破积聚"为义。

附：乌头赤石脂丸方论

心，里也；背，表也。乌头，本也；附子，末也。心痛彻背，病自里而及表也，故以本大末小之药，曲肖之于此，可悟乌头治里，附子治表。《伤寒》少阴病，表也，故真武、四逆不用乌头；《金匮》寒疝，里也，故乌头煎、乌头汤不用附子。

《金匮》历节不用天雄用乌头，失精用天雄，与此《经》义异。大约天雄强骨节功多，治风寒湿痹力少。历节不用，恐其束邪，故失精、下元不固者用之。

半夏

味辛，平。主伤寒寒热，心下坚，下气，咽喉肿痛，头眩，胸胀，咳逆，肠鸣，止汗。一名地文，一名水玉。

案：依文例，"下气"当为"上气"，传写之误也。《金匮》治大逆上气，咽喉不利，麦门冬汤方用之。

古无言胸胀者，疑"胀"当为"腹"。"胸腹咳逆"四字句，《千金》云"哕者，咳逆之名"。《经》意谓半夏治哕之在胸腹间，与"心下坚，上气，咽喉肿痛，头眩，肠鸣"为一例，文法皆以部言病。

虎掌

味苦，温。主心痛，寒热，结气，积聚，伏梁，伤_案："伤"下当有"风"字，筋痿拘缓，利水道。

案：《纲目》以为此即南星。李杲所谓主伤风、口噤、身强者，当即本此。古者"拘缓"皆称"筋痿"，《素问·痿论》亦然。

鸢尾

味苦，平。主蛊毒邪气，鬼疰，诸毒，破癥瘕积聚，去水，下三虫。

案：《别录》"杀鬼魅，治头眩"本此。眩者，水所生。《广雅》及《玉篇》与《广韵》"鸢"下引郭璞说并谓鸢尾即射干。陶注射干云"人言叶是鸢尾"，其注鸢尾云"方家言是射干苗"。《纲目》用其说，且云不必以花色为别。然则，自魏而晋、而梁、而唐、而明，皆同矣。其或不别言苗根者，犹瞿麦、紫葳之比，古固有浑称之一例也。惟陶以"鸢尾之根，另称鸢头"，而疑为别种，遂启苏恭以下之异说，岂知鸢头即射干也。何以言之？陶以鸢头即由跋，与陈引之《小品方》、孙真人《千金方》同，而《别录》"由跋，主毒肿结热"，正与陶注涂毒肿之用合。《小品》鸢头治鬼魅邪气，《拾遗》治飞尸游蛊，又与甄权射干主疰气合。可知鸢头、由跋与射干一物无疑。由，读如《书·盘庚》"由蘗"之"由"，谓苗也。跋，发声。干，犹扞也。刺发、扞格皆透而未遂之意，于未能遂透之中卒能透出，如为人掫起。然此其升发之力之猛可见，所以能治毒肿及痹闭诸症欤。且以射干名乌翣，参之乌鸢，一声之转，《说文》"霎，棺羽饰也，下垂"，夫云下垂，则霎形如鸢尾矣，是乌霎正鸢尾之谓。诸家或以由跋为南星之小者，非也。《金匮》鳖甲煎丸用乌扇，似亦取此《经》"破癥瘕积聚"之义，岂以其同类，故名义相似欤？

大黄

味苦，寒。主下瘀血，血闭，寒热，破癥瘕积聚，留饮宿食，荡涤肠胃，推陈致新，通利水谷，调中化食，安和五脏。

案："血闭寒热"四字，申"瘀血"；"积聚留饮宿食"六字，申"癥瘕"；"荡涤肠胃"二句申上，"通利水谷"二句申上。

葶苈

味辛，寒。主癥瘕积聚，结气，饮食寒热，破坚逐邪，通利水道。一名大室，一名大适。

案："积聚"以下八字，申"癥瘕"。上四字病痰之状，下四字致痰之因。"破坚"承上四字言"逐邪"，承下四字言"通利水道"，不专主小便，亦承治痰言。此即苦葶苈也，其甜者即菥蓂。

桔梗

味辛，微温。主胸胁痛如刀刺，腹满，肠鸣幽幽，惊恐悸气。一名荠苨从《纲目》补，一名利如《广雅》作"梨如"。

案：此药三焦统治。"胸胁痛如刀刺"上焦也，"腹满肠鸣幽幽"中焦也，"惊恐悸气"下焦也。此皆气闭所致，故后世以为此药开提，古今调异指同。

莨菪子

味苦，寒。主齿痛出虫，肉痹拘急，使人健行，见鬼，多食令人狂走。久服轻身，走及奔马。强志，益力，通神。一名横唐。

案：《史·仓公传》作莨荡。齿痛出虫谓龋。

草蒿

味苦，寒。主留热在骨节间，疗瘙痂痒，恶疮，杀虱，明目。一名青蒿，一名方溃。

案：诸家本草不言蒿明目，《大明本草》乃言子明目，疑今本"明"上脱"子"字。《纲目》及顾本"留热"以下六字在"虱"字下，此诸症皆风所为，则留热者亦留热风也。夏之暑气正因风来，故后世谓此药治暑。

又案：此即牡蒿，故《别录》有牡蒿即无青蒿。《尔雅》"蒿，菣。蔚，牡菣"，《诗》"蓼莪"陆疏曰："蔚，牡蒿。"明青蒿即牡蒿也。

牡是壮大意，非无子之谓。试以性用，证之《别录》牡蒿主充肌肤，益气，令人暴肥，正与《斗门方》以青蒿治男妇劳瘦义合。《纲目》牡蒿治阴肿，正与藏器青蒿治妇人血气腹内满相似，得此数证又奚疑？

旋覆花

味咸，温。主结气，胁下满，惊悸，除水，去五脏间寒热。

补中下气。一名金沸草，一名盛椹。

案："胁下满"以下五字，申"结气"。"水"谓痰，后世谓此药治痰结，以此"去五脏间寒热"，谓肺中痰结所为。

藜芦

味辛，寒。主蛊毒，咳逆，泄痢，肠澼，头疡，疥瘙，恶疮，杀诸蛊毒，去死肌。一名葱苒《广雅》"苒"作"蕳"。

案：据此知，葱亦萝类，甄云治积年脓血泄痢，可申《经》义。

钩吻

味辛，温。主金疮，乳痓[1]，中恶风，咳逆上气，水肿。杀鬼疰蛊毒。一名野葛他书或作"冶葛"。

案："中恶风，咳逆上气，水肿"九字，申"乳痓"。此即毛茛，《广雅》"毛茛，钩吻也"，湖俗称芹为阿母芹，故呼钩吻为毛脚阿母芹。阿母，即啮苦之转音，《尔雅》"啮苦，堇"，旧读固以"啮苦"为句也。依今所见，推《金匮》"水茛菪，叶圆而光"，"光"当为"尖"字之误。

射干

味苦，平。主咳逆上气，喉痹，咽痛不得息。散结气，腹中

---

[1] 乳痓：中医病证名。相当于子痫，症见突然仆倒，昏不识人，四肢抽搐，少时自醒，醒后复发，或痰涎壅盛，喉中痰鸣，目吊口噤。痓（chì）：指筋脉痉挛、强直的病证。

邪逆，食饮大热。一名乌扇，一名乌蒲。

案："咽痛不得息"五字，申"喉痹"；"腹中邪逆气，食饮大热"九字，申"结气"。湖俗称此为蝴蝶花，其根为射干，其茎叶者乃鸢尾也，别名扇蒲，皆状其叶。但仲景方鳖甲煎丸有乌扇，射干麻黄汤有射干，恐分两物，非关文异。考《释名》《小尔雅》《仪礼·既夕》注、《礼记·少仪》注、《淮南·说林》注、《吕览·有度》注，并云"翣，扇也"，故乌扇亦称乌翣。

蛇含 含，陶作合

味苦，微寒。主惊痫，寒热邪气，除热，金疮，疽痔，鼠瘘，恶疮，头疡。一名蛇衔《纲目》名龙衔，亦即龙芽。

常山

味苦，寒。主伤寒寒热热发，温疟，鬼毒，胸中痰结，吐逆。一名互草案："互"当为"恒"，如嫦娥称"姮娥"之例。

案："寒热热发"四字，申"伤寒"，以伤寒有未发热、已发热两候，故别言之。"寒热"以伤寒之来往寒热言，"热发"以壮热言，并皆治之。然以"热发"二字推"寒热"，知此寒热必寒少热多者也，故于苦寒为宜。"胸中痰结吐逆"六字，申"温疟、鬼毒"二病，以二病皆有"痰结"一因也。"吐逆"又申"痰结"，乃痰结之证。今药肆中常山、蜀漆不分。

蜀漆

味辛，平。主疟及咳逆寒热，腹中坚癥痞结，积聚邪气，蛊毒鬼疰。

案："疟及咳逆寒热"云"及"者，明此"咳逆寒热"不连
"疟"，言各自为病也。"痞结积聚"四字，申"坚癥"；"蛊毒鬼
疰"四字，申"邪气"。

甘遂

味苦，寒。主大腹疝瘕，腹满，面目浮肿，留饮宿食，破癥
坚积聚，利水谷道。一名主田。

案："宿食"以上未结，"癥坚积聚"已结。"利水谷道"，言
其善下也。

白蔹

味苦，平。主痈肿疽疮，散结气，止痛，除热，目中赤，小
儿惊痫，温疟，女子阴中肿痛案：《纲目》此下有"带下赤白"四字。一名
菟核，一名白草。

案：此药性与名反，故能"散结气"。

附：白蔹说

蔹有赤白二种，而《本经》只称白蔹者，犹苓、术、芍药等
例也。第《图经》所云"赤蔹花实，功用皆同，但表里俱赤尔"，
究未审是今何物。以《斗门方》赤葛即何首乌之说推之，乃知首
乌即赤蔹也。乌与赤，浅深之分，非有大异，故赤葛亦名乌蔹
莓。《唐本草》"乌蔹莓，叶似白蔹"，其明证也。至其主治，则《唐
本草》云乌蔹莓，酸苦，寒，无毒，主敷风热毒肿、游丹。宋
《开宝本草》云何首乌，苦涩，微温，无毒。主瘰疬，消痈肿，
疗头面风疮，治五痔，止心痛，益血气，黑须发，悦颜色。二物

主治大同，其一云寒、一云温者，正可见其性平，与《本经》白蔹苦平不同而同，且与《本经》"主痈肿疽疮，散结气，止痛，除热，目赤，小儿惊痫，温疟，女子阴中肿痛，带下赤白"之意大同。而陶注谓乌蔹莓，主敷痈疽疮肿、虫咬云云，与白蔹更合其为一物二种无疑。编本草者，当并"乌蔹莓""何首乌"于"白蔹"下为是。

青葙子

味苦，微寒。主邪气，皮肤中热，风瘙身痒，杀三虫。子名草决明，疗唇口青。一名草蒿，一名萋蒿。

案：此即今鸡冠花草，方书皆用白色。"皮肤"以下八字皆表症，而冠以"邪气"二字，明此"皮热瘙痒"皆自半表里出，非纯里也。

蘿菌

味咸，平。主心痛，温中，去长虫，白瘟，蛲虫，蛇螫毒，癥瘕诸虫。一名萑芦《千金》《外台》皆用此称。

案：此即芦笋。瘟，古"癣"字。癥瘕亦有有虫者，故云"癥瘕诸虫"。

附：蘿菌解

蘿菌当为蕅困，即芦荻茎之未放叶者也。《尔雅·释草》"葭，华《文选》注引"华"作"苇"。蒹，薕。葭，芦。菼，薍"，其"萌，蕅"郭注"今江东呼芦笋为蕅，音缱绻"。案：郭意谓，蕅音如勸字，蕅声之比，《篇》《韵》及《图经》皆谓芦苇之萌名曰蕅，《玉篇》又曰江东呼芦苇为芦蕅，即此《经》"蕅芦"之倒语。《春秋传》楚子麇卒，"麇"即"䴥"之省，而《谷梁》作"卷"，知困声、卷声相通。未放叶之芦如卷，故曰当为"藋困"，写者一省"弓"，一加"草"，遂作"藋菌"耳。郭注"缱绻"虽专为"藋"，谓其实亦双声字，盖此物单呼曰藋，累呼之曰藋困，则与缱绻尤合矣。《金匮》治肺萎有苇茎汤，而《肘后》治蛔蛲、《千金》治蛔，皆有藋芦单方。《外台》《集验》贯众丸治九虫，《备急》范汪白散丸治三虫，方中皆用藋芦，皆据《本经》，则《本经》云治心痛者，亦当治虫心痛矣。程敬通《外台》校曰：藋芦，或作藜芦。依此推之，《千金》《外台》治癣方有用藜芦者，殆即藋芦之误，与《本经》藋芦治白癜合。揆，准之主治，其为藋菌无疑。陶氏泥"藋"古"鹳"字，谓鹳屎所化之菌，则此菌非易得，又不言识别之法，必非《本经》便用之意，宜亦为苏恭所斥。然苏恭以后诸家，以为芦苇所生之菌，是读"藋"为"萑"矣。孙星衍又谓《尔雅》"沮藋茵芝"，《文选》注引"茵"作"菌"，藋菌即灌菌也。是读"藋"为"灌"矣。然绎《本经》一名藋芦一语，必非菌类也。

又案：段缪堂云：凡《经》言藋苇、言蒹葭、言葭菼者，皆并举二物。蒹、菼、萑，一也，今人所谓荻也。葭、苇一也，今人所谓芦也。《释草》曰葭华，蒹蕑。又曰葭芦，菼乱，每二字为一物。葭芦即葭华也，菼乱即蒹蕑也。《夏小正·七月秀萑苇》《传》曰未秀则不为萑苇，秀然后为萑苇。以萑未秀为菼，苇未称为芦。依段说推之，《尔雅》"藋"字总括荻、芦二物言，则《本经》藋困亦当如是，以荻芦皆有笋也。《图经》专指芦说未尽矣，《圣惠方》治吐血用芦荻叶，亦不分析，可见二物性用之同尔。

《说文》"藋，弓曲也。"藋困云像芦芽屈曲之形，后乃加艹作"藋"耳。

白及

味苦，平。主痈肿恶疮，败疽，伤阴死肌，胃中邪气，贼风，鬼击①，痱缓不收。一名甘根案：《吴普》作"白根"，一名连及草。

案："痈肿恶疮"以下十字，坐药取此；"胃中邪气"四字，丸药取此；"贼风"以下八字，围药取此。《广雅》"白芨，菇薐也"。王氏《疏证》："菇"与"及"通，"薐"与"茨"通，皆三角物。白及根有三角，故名。其根紫色者，曰紫给，即参三七。

大戟

味苦，寒。主蛊毒，十二水②，腹满急痛，积聚，中风，皮肤疼痛，吐逆。一名邛钜。

案："腹满急痛积聚"六字，申上蛊、水，言二病皆有之。"皮肤疼痛吐逆"六字，申"中风"，言中风亦有水者。

今肆中大戟、泽漆不分，二药并治半表里症之表多者。

泽漆

味苦，微寒。主皮肤热，大腹水气，四肢面目浮肿，丈夫阴气不足。一名漆茎。

---

① 鬼击：中医病证名，又名鬼排。《诸病源候论·中恶病诸候》："鬼击者，谓鬼厉之气击着于人也。得之无渐，卒着如人以刀矛刺状，胸胁腹内绞急切痛，不可抑按，或吐血，或鼻中出血，或下血。"

② 十二水：泛指各种水肿。指十二经之水湿积聚，以致外肿内满而急痛。《诸病源候论》还有"十水候""二十四水候"之称。

案：此当如《别录》为大戟苗。"四肢面目浮肿"六字，申"水气"。

茵芋

味苦，温。主五脏邪气，心腹寒热，羸瘦如疟状，发作有时，诸关节风湿痹痛。

案："心腹"以下十三字，申"五脏邪气"，此病在半表里。"诸关节风湿痹痛"七字，病在表，要亦自半表里来者。

案：据《别录》一名莞草，推之即今席子草。《说文》"莞草也，可以为席"是也。"茵"字正以此为名。《说文》"茵车重席也"，亦可省作"因"。《广雅·释器》"因，席也"。近朱骏声云"因，即因之讹"是也。此草细茎，圆而中空如管，故曰莞。莞，犹管也。《诗》笺谓之小蒲，言其细。《广雅》谓之葱蒲，言其空。凡中空之物，皆能发汗，故主贼风。《尔雅》"蒚，鼠莞"注"纤细似龙须，可以为席"。《纲目》以之当《别录》之龙常。龙常亦疗痹寒湿，当与莞草为一类，故亦可为席。《尔雅》蒚字，《广韵》《类篇》《集韵》皆作"庳"。"蒚"即"庳"之俗，"庳"与"卑"同为矮小，与陶注"茵蒚细软，连细茎取之"之义合。《别录》"一名卑共"，"共"乃"與"字草书之讹。古"薯蓣"字作"藷藇"，或省艹，遂误为"共"，《大明》《图经》所释茵蒚及莽草，皆与陶悬殊，疑别一物。

今用茵蒚，可以陈席所多汗处代之。《纲目》"败席"入灯心草，而《乌程县志》：灯心草即《本经》龙蒭。

案：《别录》龙蒭一名悬莞，陶、韩皆云可以为席，是莞草亦即龙蒭之属。《本经》并列二莞，当谓鼠莞为茵蒚也。"鼠"字之义与细软尤合。

又案：古字无"蕍"，并无"预"，则当用"芌"字。《说文》
"芌，草也"，释者谓即三棱，形似沙草，以彼证此，知茵蒮之
"蒮"，取中空也。中空之草，皆通气脉，大约力微者宣滞，力大
者发汗。麻黄亦莞类，故发汗。此草叶似石南，亦似莽草。

贯众

味苦，微寒。主腹中邪热气，诸毒，杀三虫。一名贯节，一
名贯渠_{疑即"泺"字}，一名百头，一名虎卷，一名扁符_{案：《尔雅》作}
"篇符"，《别录》一名藚藻，即《尔雅》之泺。《类篇》引《尔雅》作"藻"，与
"藚""藻"二字近。

莞花

味苦，寒。主伤寒，温疟。下十二水，破积聚，大坚癥瘕，荡
涤肠胃中留癖饮食，寒热邪气，利水道_{《纲目》"肠胃"二字作"胸"一字}。
案：此药《纲目》以为即芫花之黄者，甄权列其性用与《本
经》芫花大同。陶云似芫花而极细，白色，其茎叶形状未详，二
苏说亦不明，且苏颂并不以黄芫花为即莞花。《纲目》率合之，未
足为信，而他书又无莞草之名，惟《方言》"莞，芜菁也，陈楚曰
蘴，燕齐曰莞"。《证类》载其花治虚劳眼暗。考眼暗亦痰病，与
《本经》主治略近。

牙子

味苦，寒。主邪气热气，疥瘙，恶疡，疮痔，去白虫。一名
狼牙。

羊踯躅

味辛，温。主贼风在皮肤中淫淫痛，温疟，恶毒，诸痹。

案：此即黄杜鹃，一名闹杨花，与红踯躅相似，故称羊。红者即俗所谓映山红。

芫花

味辛，温。主咳逆上气，喉鸣喘，咽肿气短，蛊毒鬼疟，疝瘕痈肿，杀虫鱼，一名去水《说文》"芫，鱼毒也"，《尔雅》作"杬"。草木偏旁通。

案："气短"以上十一字，痰水所为；"痈肿"以上八字，他症兼痰水。

姑活

味甘，温。主大风邪气，湿痹寒痛。久服轻身益寿，耐老。一名冬葵子。

案：此与下二味，诸家不识，退入"有名未用"，《纲目》以此文为《别录》。

附：姑活解

陶注姑活云：药无用者乃有固活丸，即是野葛之名。呜呼！观陶此注即知"固活"之为"姑活"矣。夫野葛者，钩吻也。陶于钩吻不信，或云毛茛之说，而误以固活当之，遂存疑于此耳。岂知或说实本《金匮》"食芹禁忌"之义，确不可易。今以钩吻为毛茛，则陶所云钩吻，其为固活无疑。《纲目》钩吻"集解"某氏曰今作"时珍曰"，细绎之，疑是《别录》不能定，故称某氏曰钩吻生傅高山谷及会稽东野，折之青烟出者名固活，二月、八月采。据此知，姑活与钩吻一种二类。苏恭曰钩吻新者，折之无尘气，经年以后则有尘起，从骨之细孔出，今折枸杞根亦然，《本草》言折之青烟起者，名固活为良，亦不达之论也。苏虽不信"青烟起"之说，然其混称《本草》言，即可知此说之古矣。《纲目》"石龙芮"下别出"毛茛"，与"钩吻"同列，而退"姑活"于"有名未用"中，谬称《别录》。又存"姑活"于《本草经》目，何其矛盾也？神农药如别羁、屈草、姑活，虽云不识，犹有蛛丝蚁迹之可寻。又案：姑活既与钩吻为一种二类，则亦堇属，古者堇、葵例得通称，故姑活一名冬葵子。且依"子"字推之，或姑活为毛茛之子，与石龙芮为水茛之子，并取欤。

别羁

味苦，微寒。主风寒湿痹，身重，四肢疼酸，寒邪元大德本无"邪"字历节痛。

案：此药疑即《别录》"丁公寄"。

附：别羁说

别羁，《别录》一名别枝，陶注"方家时有用处，今已绝矣"。泉案：此药虽不可的知，以名义考之，当为藤属。"羁"即羁字，与"羁"通，"枝"与"支"通。《篇》《韵》皆曰"羁，寄也"。羁，马络头也。以络言之，与络石之称合。以寄言之，与寄生之称合。即以支言之，与通草之称附支合，三物皆藤属则别羁可知。《别录》"丁公寄，辛温无毒"，《拾遗》又谓其疗风。《图经》有"烈节云似丁公寄，辛温无毒，主肢节风冷，筋脉急痛"。李氏云杨谈《家藏方》有"烈节酒方，疗历节痛"，则全似此《经》语，疑《经》意即指此物。盖羁、寄皆奇声，而别羁与烈节又为声转，故于义尤合也。

又案：《礼·内则》"男角女羁"，郑注"午达曰羁"，《疏》以纵横交午通达释之。然则别羁云者，谓其别异而又交午通达，正藤蘱之状也。凡治《本草经》，苟得名义性用相符，便即是矣。

商陆

味辛，平。主水肿，疝瘕，痹。熨除痈肿，杀鬼精物。一名葛根，一名夜呼。

案："熨除痈肿"，明非内治也。此即山大黄，故一名山羊蹄。陈藏器谓"酸模，一名蓨"，与《别录》商陆味酸，《尔雅》苗脩合，是商陆、酸模一物也。《纲目》别出"酸模"，非《别录》"有名未用"中有。苗根，咸平，无毒，主痹及热中，伤跌折。陈藏器疑为茜根之误，岂知"苗脩"见《尔雅》，释者谓即"蓫"，"蓫"之作"苗"，正如"葛"之作"笛"也。是苗根即商陆，称"苗根"犹《本经》称葛根也，《说文》苗葛连列。疑"商"当作"蔏"，商陆即"蓫"字之反切。《玉篇》"葛，蓫葛。马尾，商陆也。"陶注其花名葛。是称葛者，以花称也。

羊蹄

味苦，寒。主头秃疥瘙，除热，女子阴蚀。一名东方宿，一名连虫陆，一名鬼目。

案："女子阴蚀"亦热所为。

案：此《博雅》亦谓之蓫，殆藜之属，今湖人称野大黄。陆

《疏》以为即蓫，当以其同类浑称之。

萹蓄

味苦，平。主浸淫疥瘙疽痔，杀三虫。

案：此乃藜属，《韩诗》谓之筑，《鲁诗》谓之篿，《毛诗》谓之竹。

案：此药与楝实俱为治湿之峻药，但楝利气，蓄行水为别。

狼毒

味辛，平。主咳逆上气；破积聚，饮食，寒热，水气，恶疮，鼠瘘，疽蚀，鬼精，蛊毒；杀飞鸟走兽。一名续毒。

案："饮食，寒热，水气"六字，申"积聚"；"鼠瘘，疽蚀"四字，申"恶疮"。

案：此于九痛之因治其六，"饮食寒热水虫"是也。余风注"去来三因，未尝不赅此"，《金匮》九痛丸方所以用之也。考《千金》狼毒四两，附子、干姜二两，余一两，是以狼毒为君，附、姜为臣，余为佐使。《尔雅》"蘩，狗毒"即此，犹狼尾草之为狗尾草，同类也。

以杬花名鱼毒，乌头名奚毒例之，则此药当可以毒狼狗，故云杀走兽。

鬼臼

味辛，微寒。主杀蛊毒，鬼疰精物，辟恶气不祥，逐邪，解百毒。一名爵犀，一名马目毒公，一名九臼。

案：此所治之症皆痰也。以一名"马目毒公"推之，明非二物，后人以《外台》有方两物并列，疑其各物。泉谓：《外台》鬼白当为鬼目之误。鬼目，排风子也。

案：别名九曰，如殷诸侯鬼侯亦作九侯。《纲目》以为此即南星之大者。

白头翁

味苦，温。主温疟，狂易，寒热，癥瘕，积聚，瘿气；逐血止《纲目》"止"下有"腹"字痛，疗金疮。一名野丈人，一名胡王使者。

案：《说文》："翁，颈毛也。"草之茎像人之颈，此草茎有白毛，故名。"狂易寒热"四字，申"温疟"；"积聚瘿气"申"癥瘕"。言"狂易"者，独蜣蜋与此言变易常时也。此药亦表里并治者，故甄权云主腹痛，骨节痛。《纲目》采《别录》"止鼻衄"三字，疑此"疗金疮，,三字亦《别录》文。

羊桃

味苦，寒。主熛热，身暴赤色。除小儿热，风水积聚，恶疡。一名鬼桃，一名羊肠。

案：顾本"除小儿热"四字在"疡"下，义长。"风水"以下非独小儿有之。"熛"即"瘭"字，古止作䙴，谓"燎桨疱"也。其发迅速，故又云"暴"。"身暴赤色"申"熛热"。若内有"积聚"，外有"恶疡"，则亦风水症中之一端也。因知《金匮》风水只取风水之属伤寒者言之。凡大名必非一端，近朱骏声以为即夹竹桃。考夹竹桃，《纲目》以为凤仙，别名是羊桃，乃凤仙之类，后人用凤仙者祖此。

女青

味辛，平。主蛊毒，逐邪恶气，杀鬼温疟，辟不祥。一名雀瓢。

案：此当依《别录》为蛇衔根，若《广雅》"女青，乌葛也"，乃葛属，盖指藤生者《纲目》谓即《外台》龙衔膏之龙衔根。

案：李说是《经》无"龙衔"，盖以"蛇衔"概之。

连翘

味苦，平。主寒热鼠瘘，瘰病，痈肿《纲目》及顾本、徐本，"肿"下有"恶疮"二字，瘿瘤，结热蛊毒。一名异翘，一名兰华，一名折根，一名轵"轵"当为"轺"之误，一名三廉。

案：《玉篇》《药性》皆以为旱莲子。

案："寒热鼠瘘瘰病"半表里也，"痈肿恶疮瘿瘤"纯表也，"结热"纯里也。

石下长卿

味咸，平。主鬼疰精物，邪气恶鬼顾本作"邪恶气"，无鬼字，杀百精蛊毒，老魅注易[1]，亡走啼哭，悲伤恍惚。一名徐长卿与上品七十八同名。

案：《纲目》以此为《别录》并于上品"徐长卿"中。窃疑

---

[1] 注易：尚志钧《神农本草经校注》认为似是"狂易"讹误。

"杀百"以下皆当为《别录》。

附：石下长卿说

《纲目》据《吴普》云徐长卿一名石下长卿。陶注亦云两条并出误尔，遂并"石下长卿"于上品"徐长卿"为一物，而于《本草经》目录仍两列之，殊属依违绎。陶注徐长卿及《纲目》注鬼督邮情状，并如细辛而色黄，知《唐本草》之鬼督邮即《本经》之徐长卿，寻其主治允合，是因别名而乱其正名也。若石下长卿虽亦一名徐长卿，要自别为一物，不可并。据《别录》知，徐长卿是山草，石下长卿山泽皆有之，其出处固异也。古方徐长卿散，当即石下长卿，盖汉以后本草家多称《本经》别名为正名。如仲景书中硝石为芒硝，射干为乌扇，牙子为狼牙，衣鱼为白鱼，王瓜为土瓜。《千金》《外台》中石龙子为蜥蜴，藋菌为藋芦，卫矛为鬼箭，枸杞为地骨，草蒿为青蒿，皆是。彼即以鬼督邮称《本经》之徐长卿，因以徐长卿称《本经》之石下长卿，亦其例也。吴普时已盛称石下长卿为徐长卿，故倒举《本经》之文以明之。陶注误会，疑为《经》衍，李时珍从之，非是。

蔄茹

味辛，寒。主蚀恶肉，败疮，死肌。杀疥虫，排脓恶血，除大风热气，善忘不寐顾本"寐"作"乐"。

案："热气善忘不寐"六字，申"大风"。

乌韭

味甘，寒。主浮热在原本无"浮热在"三字，今从《别录》"屋遊"下主治补皮肤往来寒热，利小肠膀胱气。

案："即发菜"，陆生曰乌韭，水生曰陟厘，墙上曰垣衣。"皮肤往来寒热"六字，半表里也，"利小肠膀胱气"里也。《别录》"屋遊"主治同此。

鹿藿

味苦，平。主蛊毒，女子腰腹痛不乐，肠痈，瘰疬，疡气。

案："女子腰腹痛"，血脉中风毒所为也。此即野绿豆之苗叶也，凡言鹿者，皆谓野也。

蚤休

味苦，微寒。主惊痫，摇头弄舌，热气在腹中，癫疾，痈疮，阴蚀。下三虫，去蛇毒。一名蚩休。

案："惊痫，摇头弄舌"半表里也。"热气在腹中，癫疾，痈疮，阴蚀"由里之表也。

案：此药即七叶一枝花，乃甘遂之别种，故一名白甘遂。

石长生

味咸，微寒。主寒热恶疮，除大热，除辟鬼气不祥。一名丹草。

案：此疑即《纲目》之红茂草。《纲目》无"除"字。

今案：当在"大热"上，大热与寒热不同症，宜别言之。

陆英

味苦，寒。主骨间诸痹，四肢拘挛疼酸，膝寒痛，阴痿，短气不足，脚肿。

案："四肢"以下至末，皆申言"骨间诸痹"之症。此即蒴藋，云陆英者，对水蕲之称水英言也。《诗》谓之莱，《传》谓之藜，《说文》谓之堇。有白心、赤心二种。

附：陆英说

《说文》"莲，菜类"，"蒿芹，楚葵也"，"蕲，草也"，"堇，根如荠，叶如细柳，蒸食之甘"，四字不类次，而于藋下云堇草也，芨下云堇草也，注者未得其说。今以《玉篇》及诸家本草参之，知莲为菱蒿，自为一类。芹、蕲一类，堇一类。莲，近声；芹，斤声；蕲，蕲声。《说文》无蕲，当从堇、斤声。本草家又有蕲字，当即堇字之异文，亦可省为芹。凡五字莫省于芹，故此字古今通行耳。《本草经》水蕲一名水英，而有陆英即蒴藋，《别录》"蒴藋，一名堇草，一名芨"，此与《说文》"藋""芨"二篆注合。因知郭注《尔雅》以芨堇为乌头，非也。乌头古名鸳鸯菊，今名僧鞋菊，是蒿类，非荠类，不当称堇也。《说文》"藋"下又云一曰拜商藋，《本草》拜商藋即灰藋，以此知蒴藋、灰蒴皆得称堇，而红心灰藋又谓之藜。《左传》"斩之蓬蒿、藜藋"，谓蓬蒿一类，藜藋一类。古人言中有物，如此堇与芹、蕲本各物，而本草家恒混称之，故难别耳。订《说文》者，当于"芹"下列"蕲"，云芹或从堇斤声，而删"蕲草也"，篆注方合。今本恐浅人改也。

水堇之子曰石龙芮。言其芮，芮，细也。水堇中之叶圆而光者曰水菫，见《百一方》可以证《金匮》芹忌中水菫若，"菫"字之误，及"砻"字之衍。旱菫中之叶有毛者曰毛菫，亦曰毛茛，可以证《金匮》钩吻之即毛茛。其似菫而非者曰马菫，即野茴香，而大茴之为蘹，小茴之为蒔，萝兰香之为罗勒，皆由马蘄别之也。其生于山者曰当归，即《尔雅》"薜，山蘄也"，而芎藭之叶似蘄，蘄之叶似芎藭。《本草》互言之，知芎藭亦蘄类也。由是而苗曰蘼芜根，须曰藁本亦然。白芷称蘄茝是亦山蘄类，而蛇床又由山蘄别之也。其变为藤本也曰白英，即排风子之茎也。其变为木本也曰木蒴藋，故蒴藋一名接骨草，而木蒴藋即一名接骨木。

荩草

味苦，平。主久咳上气，喘逆，久寒惊悸，痂疥，白秃，疡气。杀皮肤小虫。

案："惊悸"以上十字，半表里也；"痂疥白秃疡气"六字，亦皆由里之表，与下"杀皮肤小虫"五字，皆属半表里。此药《尔雅》谓之王刍，《毛诗》谓之菉，朱骏声云即今之淡竹叶也，亦莎属。

牛扁

味苦，微寒。主身皮疮热气，可作浴汤。杀牛虱小虫，疗牛病。

案：唐宋人倒称此名为扁特，亦为扁毒，亦为便特。便、扁同音，《论语》"友谝佞"，今作"便"是也。特、牛同义。《说文》"朴特，牛父也"，是也。依苏、韩及陈说当以其叶如萹蓄叶，故以"扁"称"扁"，即萹之省。其萹蓄生于水者曰薄，扁毒之毒，当即薄之省。《拾遗》有水竹叶云生水中，叶似竹叶，而短小可以生食，亦去虮虱，当即其一种，《经》以"牛扁"次"荩草"以此。但即以牛称，当是粗大之物，非短小也。古方无用之者。

夏枯草

味苦辛卢本作"微"，今从顾本、徐本改，寒。主寒热瘰疬，鼠瘘，头疮，破癥，散瘿结气，脚肿湿痹。轻身。一名夕句，一名乃东。

案："头"谓颈也，"瘿结气"即今气头颈，"脚肿湿气"即今脚气。寻此药所治之症，皆半表里也。此药为茺蔚别种，夕句、乃东即茺蔚二字之反切。

屈草

味苦，微寒。主胸胁下痛，邪气，肠间寒热，阴痹。久服轻身，益气耐老。

案："阴痹"以上，皆半表里之症。《内经》阴痹者，骨痛按之不可得也。

附：屈草说

屈草，《纲目》退入"有名未用"中，盖久无识之者矣。

泉案：《广雅》"马帚，屈，马荓也"。谓马荓一名马帚，一名屈也。荓、马帚本出《尔雅》。《尔雅疏》：荓草似者，俗谓者荓，可为扫彗，而张楫云云正与此《经》字合。帚为除秽之物，而屈草主胸胁下痛邪气，肠间寒热，阴痹。寻其证治，皆系括痹之意，亦与马帚字义合。《纲目》"蠡实"下之"铁扫帚"即此，其引《乾坤生意》及《寿域方》，两证治即屈草之主疗也。缘《纲目》误合于"蠡实"，而屈草遂存空名，岂知蠡实与马帚自异。近程瑶田已辨《纲目》之误矣，不如《广雅》之确也。

又案:《说文·草部》"蒚"下云刷也,《广雅》亦云蒚谓之刷,蒚字从屈,而谓之刷,正马帚称屈之一证。《正字通》已以蒚为茾。

巴豆

味辛,温。主伤寒,温疟寒热。破癥瘕结聚坚积,留饮痰澼,大腹水胀。荡练五脏六腑,开通闭塞,利水谷道。去恶肉,除鬼毒蛊疰邪物,杀虫鱼。一名巴椒_{椒,当作"尗"。"尗"即"未"字,或作"椒",即"菽"字。古艹、木偏旁通。}

案:"伤寒温疟寒热"表也,"破癥瘕"以下十五字半里也,"荡练"以下廿七字里也。"结聚"以下八字,申"癥瘕"。练当为涑,犹浙也、汏也。

蜀椒

味辛,咸温。主邪气咳逆,温中,逐骨节皮肤中寒,去_{原本无"中寒去"三字,今从《千金》补}死肌,寒湿痹痛,下气。久服之头不白,轻身增年。

案:"邪气"以下六字,里也;"逐骨节"以下十四字,表也;"下气",半表里也。

皂荚

味辛咸_{顾本"辛"作"咸"},温。主风痹死肌,邪气,风头泪出。利九窍,杀精物。

案:"风痹"表也,"死肌"以下八字半表里也,"利九窍,杀精物"里也。"死肌"二字，申"风痹"，"风头泪出"四字，申"邪气"。

柳华

味苦，寒。主风水，黄疸，面热黑。一名柳絮。叶，主马疥
痂疮。实，主溃痈，逐脓血。子汁，疗渴。

案："风水，黄疸，面热黑"皆半表里之症。"黄疸"以下五
字，申"风水"。《纲目》自叶以下皆云《别录》。疑《本经》"柳
华"兼"子"言之，《别录》始分别之耳。陶注自佳。

楝实

味苦，寒。主温疾，伤寒，大热烦狂。杀三虫，疥疡，利小
便水道。

案："楝"之言"涷"，《周礼》"慌氏，涷用楝灰"，是有淘
汰①意，故此药主治取淘汰①邪恶气。"温疾"以下八字，皆半表
里之症。"温疾伤寒"谓温疾又伤于寒也。甄云中大热，是引申
《经》意。

郁李仁

味酸，平。主大腹水肿，面目四肢浮肿，利小便水道。

根，主齿龈肿，龋齿。坚齿。一名爵李《广雅》："山李，爵梅，爵
李，郁也。"《豳风》传："郁，棣属。""郁"即此"棣"。今海棠果，或以"郁"即
"棣"，非也。

---

① 汏（dà）：洗，涮。江淮官话、吴语、闽语。

案：《纲目》以"薁李""郁李"二名入"郁李"，是《豳风》"六月食郁及薁"，不可通矣。《毛传》"郁，棣属"，"薁，蘡薁"，《正义》谓"二物皆是棣类而相似"，引《晋阁铭》"车下李，薁李"为证，车下李，郁也。薁李，蘡薁也，蘡薁即今葛仙米。"郁"乃"郁李"。《纲目》盖沿陆《疏》之误。此药与泽漆相似，功专治水。《别录》有"郁梅"在"有名未用"中，即此郁李。

荩草

味辛，温。主风头，痈肿乳痈顾本"乳痈"作"乳肿"，疝瘕。除结气，疥瘙。杀虫鱼。

案：《尔雅》："菉，春草。"菉、荩，一声之转。荩一作菌。或曰即今醉鱼草，名雷根藤，广货店中卖。

雷丸

味苦，寒。主杀三虫，逐毒气，胃中热，利丈夫，不利女子。作摩膏，除小儿百病。

案："胃中热"三字，申"毒气"。凡虫病热毒，小儿居多。

梓白皮

味苦，寒。主热毒卢本无"毒"字，去三虫。

叶，捣敷猪疮。饲猪，肥大三倍从顾本补。

案：凡温病又伤于寒，变㾷者用此。见《外台》。

桐叶

味苦，寒。主恶蚀疮着阴。

皮，主五痔，杀三虫。

花，主敷猪疮，饲猪肥大三倍。

案：桐，梓之属，皆宜于外症。

石南

味辛，平。主养肾气，内伤阴衰，利筋骨皮毛。

实，杀蛊毒，破积聚，逐风痹。一名鬼目。

案：此补药，言"养肾气"，内伤所致之阴衰也。阴衰谓玉茎①弱不耐久也。能强肾气，故妇人食之切切思男。石言其坚，"南"与"男"通。有友人服此数年，六十外生子。

黄环

味苦，平。主蛊毒，鬼疰，鬼魅，邪气在脏中。除咳逆寒热。一名凌泉，一名大就。

案：在脏中，谓四病之在里者。

溲疏

味辛，寒。主身皮肤中热。除邪气，止遗溺《纲目》"溺"下有

---

① 玉茎：即阴茎。亦称男阳、宗筋，简称茎。

"利水道" 三字，可作浴汤《纲目》以四字为《别录》文。

案：《别录》一名巨骨，即枸杞之多刺者。《吴普》以为即牡荆。荆、杞同类。又案：以其疏通小溲，故名。

鼠李

味苦，微寒。主寒热瘰疬疮。

案：《别录》谓之牛李，钱乙[①]以治痘疮者。痘亦瘰疬之类，故可通。《逢原》云今造纸马铺，取汁刷印绿色，故又名绿李。

案：此说《纲目》大同。

松萝

味苦，平。主瞋怒邪气，止虚汗，头风，女子阴寒"寒"当为"塞"肿痛。一名女萝。

案：此药即《尔雅》"唐蒙，女萝也"。唐蒙，犹云大茗，如蒙山称岷山之例。

药实根

味辛，温。主邪气，诸痹原本无"痹"字，今从顾本补疼酸，续绝伤，补骨髓。一名连木。

案：《肘后方》云"婆罗门名那疏树子，中国人名药子。去皮，取中仁，细研服，治诸病也"。《唐本草》云"此药子也，当

---

① 钱乙：字仲阳，郓州（今山东东平）人，北宋儿科名医。著有《小儿药证直诀》8卷。

今盛用胡名那疏"。

附：药实根说

药实根云者，谓药子之实及根也。药子有二种，黄药子即红药子、苦药子皆无实，而白药子有实。《经》称药实，自是白药子也。古方用黄药子者但云黄药子。其用白药子者，或云白药子此"子"字指"实"言，或云白药根，是白药子实、根并用。与《经》文实、根并举义合。《经》于他药互别之，曰实主某病，根主某病，独此合之者，以实根主治之同故也。黄药、苦药皆味苦寒平，独白药子《唐本草》称其味辛温，与此《经》合，此正药实根为白药子之证。《唐本草》泛指为药子，与《图经本草》专指为黄药子，皆误其主治。则《唐本草》云破血，止泄，消肿，除蛊注蛇毒，而于白药子云主金疮，生肌。《药性本草》①云白药子主喉塞不通，咽中肿痛，与此《经》"主邪气，诸痹疼酸，续绝伤，补骨髓"大同。而《经》语较为赅备，则药实根之为白药子奚疑？又二药子性用亦近。《唐本草》于苦药子云解蛊毒，止烦热，辟瘴疠，利闭及痰毒。宋《开宝本草》②于黄药子云主诸恶肿疮瘘，喉痹，蛇犬咬毒。合诸家说参之，知《本经》以白药子为主，而黄、苦二药足以赅之矣。《纲目》乃以苦药子为正，而退药实根于附录中，于例倒置。

---

① 《药性本草》：本草著作。为明代太医院院长薛己编纂的《本草约言》卷一、卷二部分。收药287种，分草、木、果、菜、米谷、金石、人、禽兽、虫鱼九部。各药不分项目，先列味、气、阴阳、升降、归经、功效、主治，引前人药论，或加按语。

② 《开宝本草》：本草著作。为《开宝新详定本草》与《开宝重定本草》两书简称。宋代刘翰、马志等人编著。20卷，收载药物984种。

蔓椒

　　味苦，平顾本作"温"。主风寒湿痹，历节痛，除四肢厥气，膝痛《纲目》此处有"煎汤蒸浴取汗"六字。一名豕椒顾本"豕"为"家"。

　　案：蔓椒即穆，茱萸属。盖木本之蓼子，即胡椒。曼、胡同义，古者以为双声字。《庄子·说剑》"曼，胡之缨"。司马注："谓粗缨无文理也"。案：亦作萧胡。《周礼·鳖人》司农注："互物谓有甲萧胡"。盖无缝际之称，或云萧胡，或云曼胡。今胡椒之圆平无文理，正合此义，故《唐本草》有胡椒而无此。

栾华

　　味苦，寒。主目痛泪出，伤眦，消目肿。

　　案：《说文》栾木似欄，"欄"乃"楝"字。栾、楝一类。

准"淮"当为"准"木

　　味苦，平。主久咳上气，伤中，虚赢，女子阴蚀，漏下赤白沃。一名百岁城中木。

　　案：筑城时，植木为准，故称准木，以杉为之。《尔雅》注："粘似松，作柱，埋之不腐"是也。

大豆黄卷

　　味甘，平。主湿痹，筋挛膝痛。赤小豆，甘酸，平，下水肿，排痈肿脓血以上十四字从《纲目》补。

案：《纲目》引《本经》"大豆生研，涂痈肿；煮汁饮，杀鬼毒，止痛"。顾本亦有《纲目》又引，云赤小豆，甘酸，平，下水肿，排痈肿脓血。且与黄卷同云出中品，云从大豆黄卷分出，与此殊。案：所引赤小豆，亦谓其黄卷，非谓豆也。其余大豆主治是《别录》文，盖《本经》意在黄卷，不在豆也。

附：大豆黄卷说

陶、苏皆云：大豆为糵芽，生便干之，名曰黄卷。泉案：黄、卷当是二物，大小豆皆可作之，故《本经》大小豆同条，其小豆亦指黄卷言也。何以言之？《食疗本草》^①造豆黄法：用黑大豆一斗，蒸熟铺席上，以蒿覆之，如盦^②酱法，待上黄，取出晒干，捣末收用。据此知，豆黄以熟豆罨黄，与豆卷以生豆发芽者，截然不同，安得指为一物？《本经》特以其主治相同，故合二者为一，非竟谓一物也。如陶、苏说，"黄"字为衍文矣从弄者，屈曲之谓像芽出形，非像黄色。且《千金》治脾弱不食方，《外台》治打击青肿方，皆有用大豆黄者。而豆卷则《普济方》^③称豆芽，《宣明方》^④称豆糵，其称名亦不同也。孟说载"造豉法"云以大豆为黄蒸，每一斗加盐四升，椒四两。春三日、夏二日即成豉。可见黄蒸之名亦由豆黄来，后人以麦粉依法作之者，亦曰黄蒸，一名女曲者，取此《纲目》载造淡豉、盐豉法，皆以豆黄为本，其水拌入甕，浸

---

① 《食疗本草》：食疗专著，简称《食疗》。唐·孟诜（汝州梁县，今河南省汝州市人，中药学家、食疗专家）撰著。

② 盦：覆盖东西，使其变性。

③ 《普济方》：方书。明代朱橚（明太祖第五子，明成祖朱棣之弟）等编撰，载方61739首。集15世纪以前方书之大成，总结明以前医疗之经验，除了博引历代医书外，并兼收其他传记、杂说，以及道藏佛书等有关记载，保存了不少宋元名医散佚的著作，是中国历史上载方量最大的方书。

④ 《宣明方》：即《黄帝素问宣明论方》，又名《宣明论方》，金·刘完素撰。

晒七次，再蒸而成者，曰淡豉。其水淘漉干，配入盐椒等物入瓮，浸晒一日而成者，曰盐豉，要皆豆黄之引申法。然则《本经》豆黄功用岂可没哉！《金匮》赤豆当归散方，赤小豆水浸，令芽出，此即小豆卷也，若小豆黄。虽《本经》未见，然《千金》治金疮烦满方以赤小豆苦酒浸一日，蒸曝再浸满三日，令黑色。此虽与豆黄微有不同，要亦豆黄之变法。《肘后》治下部卒痛方，以赤小豆蒸熟坐之。此则不待黄，生即用之。由二者推之，则小豆之有"黄"也必矣。虽未经古方用之，而《本经》黄卷二字之包大小豆言，其义自明。

腐婢

味辛，温顾本作"平"。主咳—本作"痰"，《纲目》作"痰"，即"痰"之误疟寒热，邪气，泄痢，阴不起《纲目》"起"下有"止消渴"三字，病酒头痛。

案：此即赤小豆花。

瓜蒂

味苦，寒。主大水，身面四肢浮肿。下水，杀蛊毒。咳逆上气，及食诸果，病在胸腹中，皆吐下之。

案："身面"以下六字，申"大水，"咳逆上气"以水因言，此"吐下之"，"下"亦以"吐"言。与前瓜子同为香瓜。

苦瓠

味苦，寒。主大水，四肢面目浮肿。下水，令人吐。

案：即今束腰葫芦，有甘苦两种，故以苦别之。"面目"以下六字，申"大水。"

六畜毛蹄甲

味咸，平。主鬼疰蛊毒，寒热惊痫，癫痓狂走。骆驼毛又良。

案："又"当为"尤"。《说文》"尤作尢，从乙又声"。脱去"乙"，即误为"又"。

燕屎

味辛，平。主蛊毒鬼疰。逐不祥邪气，破五癃，利小便。

案：《纲目》以此为《别录》，而于中品为鹰屎白，云微寒有毒，主伤挞，灭痕。

天鼠屎

味辛，寒。主面痈肿，皮肤洗洗时痛，腹中血气。破寒热积聚，除惊悸。一名鼠法从《纲目》补，一名石肝同上。

案："面痈"以下九字，表也；"腹中血气"四字，里也；"破寒"以下八字，半表里也。

"天"当为"尖"，即牡鼠矢也，一名两头尖者，诸家以为伏翼矢，则当并入下条中，不当异名另出，恐非然。李当之已如此。

牡鼠矢，煮服治伤寒劳复，阴阳腹痛。研末服治乳痈。烧灰敷疔肿打伤，皆与此相应，当是也。

鼺鼠

主堕胎，令产易。

案：此《纲目》以为飞生虫，入药惟用皮毛。

伏翼

味咸，平。主目暝痒痛二字从《纲目》补。明目，夜视有精光。久服令人喜乐，媚好无忧。一名蝙蝠。

案："伏翼"下疑脱"矢"字，即指夜明砂也。《别录》始用其身，故其云疗五淋，利水道，与此大异。

附：天鼠屎伏翼说

自李当之谓天鼠即伏翼，而后人遂以夜明砂当其屎。然陶云方家不用，俗无识者，则知唐以前固不以李说为定论也，何苏恭复扬其波哉？今案：《纲目》"夜明砂"下列治目盲、目障、雀目等方，而"蝙蝠"下绝不及目疾，正与《本经》相反。窃谓"天"当为"尖"，尖鼠矢即牡鼠屎，牝鼠屎惟一头尖，独牡者两头皆尖，故特以尖字别之。两头尖治食滞。食滞能令面肝，的与《别录》天鼠屎治面肝义合。《本经》"伏翼"下当有"屎"字，伏翼屎即夜明砂。《本经》主治正与《纲目》"天鼠屎"下附方义合。其用伏翼身者，当是《别录》文。写者据误本《本经》既脱"屎"字，因误合于《别录》为一条耳。其一名蝙蝠，亦当是《别录》文误入《本经》也。《本经》"天鼠屎"下有"鼠法"云云，而单称鼠，决非伏翼矣。考陶隐居《本草》朱书为《神农本经》，墨书为《名医别录》。《开宝重定》易朱为白，《大观》本遵之。明刻《大观》本因之，诸家本存者，此为最古。然易朱为白时，《本经》

《别录》未必无互误者，甚矣。合不如分也，李时珍有鉴于此，将诸家言各自列开注明，但于《本经》《别录》则已仍讹袭谬矣。设陶氏当日早如此作，何至于混！著述家之用心，诚不可不匦哉。

虾蟆

味辛，寒。主邪气，破癥坚血，痈肿阴疮。服之不患热病。

案："血"当为"止"，谓销也。此药非能决溃，不得连破字读，或曰"血"下或有"热"字。《药性》疗痈肿及热结肿，本此亦通。《别录》陶注并以虾蟆即詹诸后人自取扰耳。"虾"犹"瑕"也，正形其癞蟇言，在鼍中之虫，正指其居。

马刀

味辛，微寒。主妇人原本无二字，今从《纲目》补漏下赤白，寒热，破石淋，杀禽兽贼鼠。

案：治与蛎同，意破石淋，亦牡蛎软坚之意。

郑注《周礼》"貍物为薁刀含浆之属"。

案：《尔雅》"魝，鱶刀"，"蚌，含浆"。鱶，薁声。薁，有小意。薁刀当即《本草》之淡菜，言如小刀也。蚌即《本草》之马刀。凡物大者皆称马，马刀言大刀也。郭注"魝鱶刀"为"刀鲚"，与郑异。《说文》无魝、鱶二字，鱶当为列。"列"古"裂"字。刀所以列物，故名。《本草》淡菜名海蜌，亦治崩中带下，与马刀大同。马刀一名蟶蚶，相切为"蚌"字。一曰蠯蜌，而《尔雅》蠯陛、蚌含浆连列，则皆为马刀。谓蠯一名蜌，一名蚌，一名含浆也。蠯与螷同，如鼙，或为濱之例。蜌与毗同，从比。蚌与玭同，从丰瑓义当同，即玭字。《尔雅》此文当是分释《诗》

"瞻彼洛矣""琲瑸"二字。

附：马刀说

《本草经》于牡蛎一名厉蛤。海蛤即瓦楞子，文蛤即蛤蜊，外列马刀，言蛤类有四也。蛤者合也，以两片相合得名。蛎者粝也，以壳上粗粝得名，举一蛎蛤，而蜃与石决明在其中；海者晦也，以壳色晦暗得名，举一海蛤而车渠，海扇在其中；文者理也，以壳上细理得名，举一文蛤而白蛤，紫蛤在其中；马者大也，马刀以形如大刀得名，以其大于诸蛤，故一称马蛤，以其同为蛤属，故一称齐蛤，本草家以《尔雅》"蠯蛣"为其名，而经生家谓"蠯"即"蚹蠃"之古字，"蛣"即"蚌"字，是马刀即蚌也，举一马刀而蚌类在其中。湖俗以东海夫人当之，未免挂漏。再以形状别之，蛎蛤椭圆，海蛤半圆，文蛤正圆，马刀则不圆而带方。蛤属虽多，尽此四者矣。编本草者以此为纲，而以诸家所释诸蛤，各以形隶，方使读者了然，不当并为建骨。若《本经》未备然也，欲穷《本经》，必明于经文类举之意乃得之。《说文》"蛤"篆注列"牡厉，海蛤许以海蛤为文蛤，魁蛤三种，而其下即次"蠃"篆"蠃即"蠡"字与《本经》列同此，可见汉人之学之博且精矣。

蟹

味咸，寒。主胸中邪气，热结痛，喎僻，面肿。败漆烧之致鼠。

蛇蜕

味咸，平。主小儿白二十种惊痫，瘈疭，癫疾，寒热，肠痔，蛊毒，蛇痫，弄舌摇头四字从《纲目》补。火熬之良。一名龙子衣，一名龙付古"蚹"字省"弓"，顾本作"蛇符"，一名弓衣顾本"衣"作"皮"，一名龙子单衣蛇称龙子，故蜥蜴称石龙子。

案：《纲目》"癫疾"二字在"瘛疭"上有"弄舌摇头"四字，疑"蛇痫"之注，今补"弄舌摇头"四字于"蛇痫"下。其蛇，陶注云多是赤练、黄颔。

猬皮

味苦，平。主五痔，阴蚀，下血赤白五色，血汁不止，阴肿痛引腰背。酒煮杀之。

案："下血"以下十六字，申"阴蚀"。

蠮螉

味辛，平。主久聋，咳逆，毒气，出刺，出汗。

案：《归安县志》"蠮螉，即铁胡蜂"，郭注《尔雅》谓即果蠃，《方言》以为小蜂。

蜣螂

味咸，寒。主小儿惊痫瘛疭，腹胀寒热，大人癫疾狂易。一名蛣蜣《尔雅》"蛣蜣，蜣蜋"，《集韵》《类篇》"蜣"字不重，据此知《尔雅》本作"蛣蜋，蜣蜋"，但顾本作"蛣蜣"。火熬之良从顾本补。

案：此诸家皆以为推车虫，湖俗谓之铁甲将军，若蜉蝣、天社、天牛、飞生虫皆其属。

蛞蝓

味咸，寒。主贼风㖞僻，跌筋及脱肛，惊痫挛缩。一名陵蠡。

案："㖞僻"以下十一字，申"贼风"。

依此别名推之，即今鬼螺丝，古谓螺为蠡，谓陆为陵，陵蠡所以别于水田之螺也。《纲目》之缘桑牛，乃蜒蚰也。

《经》三言跌筋，女萎、营实及此也，皆当为胅筋，胅即凸字，《纲目》于此条跌作轶，轶与胅同意，顾本亦作轶。《本经》蛞蝓一名陵蠡，与《尔雅》"附蠃，蜬蝓"合，许作《说文》，郑注《周礼》《玉篇》《蜀本草》并谓蛞蝓、蜗牛非二物。陶隐居《别录》始疑之，而仍浑之。至寇宗奭以下，乃截然分为二物，非《本经》意也。《别录》"蜗牛"主治既与《本经》"蛞蝓"同，则自汉以来明为一物，特以古今异名。故《别录》以蜗牛标目，观其于《本经》"蛞蝓"下，无《别录》语可见矣。蜗即蠕字，蠕谓蕾，凡蠃之旋皆蕾，故谓蠃为蜗。《别录》之附蜗，即《尔雅》之附蠃，《本经》之蠡即蠃，故《药性论》谓蜗牛为蠡牛。然则蜗、蠃一也，合之则曰蜗蠃，故《说文》于"蕾""蠃"二篆连次，既取土蜂为正解，又取"虒蝓"为备解，明蕾蠃即蜗蠃也。许书"虒"字不从虫，"蝓"字亦当本作"俞"，浅人见误本《说文》注作蝓，因于"蠡""蜂"二篆间增"蜗"字，复于"蠊""蝓"二篆间增"蝓"字，不复顾其失次矣，显然有迹可寻也。蛞蝓自是蜗牛，与蜒蚰无涉。近世用蜒蚰而冒蜗牛之名者，本草家当有以分别之。

白颈蚯蚓

味咸，寒。主蛇瘕，去三虫，伏尸，鬼疰，蛊毒，杀长虫^{卢本}此下有"仍自化为水"五字。

案："化为水"当是《别录》文，下属为句，朱墨书混之耳。"仍自"当是"明目"之误，《圣惠方》治风赤眼痛有以此为单方者，当即本此。缘草书"明"字似"仍"，又将末一点移连"目"字遂致误，今从《纲目》删。

蛴螬

味咸，微温。主恶血血瘀，痹气，破折血在胁下坚满痛，月闭，目中淫肤，青翳白膜。一名蟦蛴。

案：即今湖俗之地蚕虫。

石蚕

味咸，寒。主五癃。破石淋，堕胎。其一本无"其"字肉解结气，利水道，除热。一名沙虱。

案：《本经》列此于虫类。既言石蚕性用，复言其肉性用，则当为生者无疑，故陶不从李当之说。今冬虫夏草之虫，正生者也。凡言"利水道"者，非仅指小便也，一切痰水所阻皆是。故经文或既云治"五癃"通小便，而又云"利水道"，毋作复语看。《别录》谓之石蠹虫，非此物。《吴普》"虱"作"蜂"。

雀瓮

味甘，平。主小儿惊痫，寒热结气，蛊毒，鬼疰。一名躁舍。

案："躁"当为"噪"，谓雀噪而集之也。今湖俗呼为刺蛄窠。

樗鸡

味苦，平。主心腹邪气，阴痿，益精强志，生子，好色原本"好"下衍"颜"字，今从顾本删，补中轻身。

案：此今呼为红娘子，非纺积娘也。纺积娘生莎草间名莎鸡，红娘子生樗树上故名樗鸡。

斑猫

味辛，寒。主寒热鬼疰，蛊毒，鼠瘘，恶疮疽蚀，死肌，破石癃。一名龙尾《说文》作"螌蝥"乃正字。《纲目》"龙尾"作"龙蚝"。

案："鬼疰"以下诸症统煎剂、敷药言之。

蝼蛄

味咸，寒。主产难，出肉中刺，溃痈肿，下哽噎，解毒，除恶疮。一名蟪蛄，一名天蝼，一名毂。夜出者良。

案：即今蝼狗。"狗"即"蛄"之声转。"解毒"，解壅塞之毒。

又案：别名蟪蛄，"蟪"字疑"蟉"之误。《孟子》蚹蛄，《释文》云本一作蟉。

蜈蚣

味辛，温。主鬼疰蛊毒，噉诸蛇虫鱼毒，杀鬼物老精温疫—本作"疟"，去三虫。

案："噉①诸蛇虫鱼毒"，当谓人噉诸蛇虫鱼为馈馔者之毒。"温疫"亦有鬼，故统曰杀。

马陆

味辛，温。主腹中大坚癥，破积聚，息肉，恶疮，白秃。一名百足今俗"百脚"之称始此。

案：此即今革蜌也，古名蚰蜒，一名入耳，一名蛩。而《尔雅疏》及《集韵》"蚰"或作"蜄"，二字古皆与"陆"通。马陆为蚰为蜄，犹商陆之为苗为蓫也，《周礼》"赤发氏"谓之肌蚔，《广雅》《玉篇》谓之蛛蝓，《通俗文》谓之蚑蛛，《博物志》谓之蠷蝓。近或转蠷为攉，而以攉、攉字通见朱氏《通训定声》，推之则转作蠷蝓者，亦可读如攉嫂。故近朱骏声说苏俗谓之革蚤。革蚤即湖俗革蜌之转音也，与攉、嫂音近矣。所以谓之蠷蝓者，《说文》"胠"下云齐谓臞胠也。《尔雅·释言》"胠，瘠也"。然则此虫取象于臞胠，臞胠犹癯瘦，与蠷、蝓同音，《说文》"蛛"作"蝱"，云多足虫也，与《本经》"百足"之名合。体瘦而多足，非今革蜌

---

① 噉：同"啖"。

而何？其尤大者曰山蛩，本草别出之，非。

地胆

味辛，寒。主鬼疰，寒热鼠瘘，恶疮，死肌，破癥坚^{顾本坚字作}"瘕"，堕胎。一名蚖青。

案：此今药肆呼为青娘子，盖误以"蚖青"为"芫青"也。陶注以为飞蚚近之。

附：地胆说

陶注真地胆如大马蚁，有翼伪者是斑猫所化，形如大豆。苏恭而下不解其旨，谓即斑猫之四变者。但斑猫五变，五异其名，《经》何独举斑猫、地胆，而遗亭长、芫青、留行三者乎？地胆之别于斑猫明矣！且云地胆一名蚖青，蚖青果即芫青，何以合"地胆"而一之乎？陶之苦心分别，非恭所及知耳。

案：《尔雅》"蠪，飞蚁，其子蚳"，而记《内则》及《周礼》有"蚳醢，则飞蚁之子，即可为酱"。刘恂《岭表录异》云：交广溪峒间，酋长多取蚁卵淘净为酱。云味似肉酱，非尊贵人不可得也。案：此正蚳醢之遗也。《纲目》"蚁"下云蚁卵名蚳，山人掘之有至斗石者，古人食之。故《内则》《周礼》馈食之豆有蚳醢。今惟南夷食之。李氏正据刘说，而云至斗石之多，则其卵必团聚一处，于地胆之称允协。又陈氏《拾遗》有青腰虫，大如中蚁，赤色，腰中青色，黑如狗猲，一尾而尖，有短翅能飞，有大毒，着人皮肤肿起，剥人面皮，除印字至骨者，亦尽食恶疮息肉，杀癣虫。陈氏所言性用，与《经》文地胆主治同，当即陶所指之同类者。《别录》地胆一名青蠊，《广雅》同，而《太平御览》录《吴普本草》地胆一名青蛙蠊，即"蚳"之声，借字。"蛙"与"蚳"同物，别名蚖青，即"青蛙"之误倒。

萤火

味辛，微温。主明目，小儿火疮，伤热气，蛊毒，鬼疰，通神精。一名夜光。

案：自"小儿"以下，《纲目》以为《别录》文。"伤"字疑衍，或有脱文。

衣鱼

味咸，温。主妇人疝瘕，小便不利，小儿中风项强，背起，摩之。一名白鱼。

案：即今湖俗之蠹鱼，《说文》"蟫，白鱼"即此。风湿所化生，故治风湿诸疾。"背起"，即钱乙所谓龟背也。

鼠妇

味酸，温。主气癃不得小便，妇人月闭血瘕，痫痓，寒热；利水道《纲目》"道"下有"堕胎"二字。一名负蟠"负"字衍，一名蛜蝛。

案："痫痓寒热"四字，申"血瘕"。

水蛭

味咸，平。主逐恶血瘀血，月闭，破血瘕，积聚，无子，利水道。

案："积聚"申"血瘕"。前条"月闭血瘕"，因月闭而生瘀

血成瘕，此条"恶瘀月闭"，则先有恶瘀，而致月闭。《尔雅》"蛭
蝚，至掌"。郭注"未详"。《别录》云水蛭一名至掌。

木虻

味苦，平。主目赤肿，眦伤泣出，瘀血血闭，寒热酸惭，无
子。一名魂常。

案：木虻即蠛蠓，今呼莽相子，近皆沿《唐本草》之误。

蜚虻

味苦，微寒。主逐瘀血，破下血积，坚痞癥瘕寒热，通利血
脉及九窍。

案："破下"以下十字为一句，"坚痞"以下六字，申
"血积"。

附：木虻蜚虻说

《说文》"虻"次"蠿下，皆云啮人飞虫，与《淮南子》"蠿
虻不食驹犊"，《说苑》"蠿虻走牛羊"同一对举意。《玉篇》亦云
"虻蠿，虻也"。则虻虫当于蠿类中求之乃的。古者于蒙冥之称，
皆云蒙蒙，于病目盲曰蒙蒙。则虻虫，乃蠛蠓也。《尔雅·释虫》
无虻，有云"蠓，蠛蠓"。孙炎曰此虫小于蚊，郭《图赞》曰"小
虫如螨，风春雨礚"。谓其飞上下如春则天风，回旋如礚则天雨从
<small>段注《说文》引。</small>案：此即今花脚蚊也。段成式云"南方溪涧中多水
蛆，长寸余，色黑。夏末变为虻虫，螫人甚毒"，此说得之。所谓
水蛆即蜎，即今吊吊虫，湖俗犹有吊吊虫变花脚蚊之语。木虻与
蠛蠓，皆双声字，则木虻乃蠿类也。"蠓"小作"瞀"。《庄子》瞀
芮生乎腐蠸。近朱骏声说瞀芮即蠿蚋也，蠿、瞀亦一声之转也。

若蜚虻，则虻类之粗大者。古"非"声字，如痱、腓等字，皆有粗大之意。蜚虻当如陶苏旧说，吾郡乡人谓蜚虻为王虻，言虻中之大者，故以王称。雀甕变此，谚曰：载蚝寠里无好虫，盖恶蜚虻之啮人猛也。凡牛虻，狗蜱皆是，不必定属一类。《说文》于蚤、虱，但言啮人虫，而独于"虻"云啮人飞虫，知虻固未有不飞者，不得以蜚、飞通用异之。然则《本经》别"蜚"于"木虻"者，盖谓蠿类而粗大，不必赘言可知已。

蜚廉

味咸，寒。主瘀血原作"血瘀"误，妇人各本脱"妇人"二字，今从《吴普》引《神农》说补正癥坚寒热，破积聚，咽喉痹顾本"咽喉痹"三字作"咽喉闭"，内寒无子。

案：《广雅》谓之飞蟅，蟅即蠦字，盖与蠦同类，而《说文》"蟅，蠹也"。"内寒"当为"内塞"，谓阴内闭。

附：蜚蠊说

《本经》草有飞廉虫，有蜚蠊，皆取廉为名。《释名》"廉，敛也，自检敛也"。飞廉有荚，荚为软壳包裹之称，于"敛"意合。推之蜚蠊当为软壳之虫，且《本经》蜚虻、蜚蠊皆称蜚。蜚虻之"蜚"从"虻"训，则蜚蠊之不得舍蠊论蜚也明矣。《别录》似蚕蛾及陶注似蠦虫之说最合。蜚蠊二字名义自苏恭始云，蜚蠊，一名卢蟹，一名负盘，岂知蜚与蜚蠊实非一物。《玉篇》"蠊，飞蠊也"。字且作"飞"，奈何牵合于卢蟹？又《广韵》"蜚"下云"蜚，卢虫也，一名蟹"，"蟹"下云"负盘，臭虫"。孙愐读《尔雅》蜚卢为句与郭异，而"蠊"下云"蜚蠊，虫名"。《说文》作"蠊，海虫也，长寸而白可食"，则唐时犹知有蜚与蜚蠊非一物者，但孙愐牵"蠊"于"蠊"，与《别录》不合。《说文》"蠊"下

之训，涉于浑融。《玉篇》以为小蚌说者，谓即《嘉祐本草》之蛎
蟆。然《广韵》："蛎似蛤，出海中"，不曰即蟆。孙恓固不以蟆为
蛎蟆也。其解《说文》当别有本，安知不与《别录》合乎？或据
一名负盘，谓负盘即负蠜，遂疑蜚蠊为蚱猛之类。然蚱蜢，蝗属。
《春秋经》有螽、有蜚，而《说文》"螽，蝗也"，"蜚，臭虫，负
蠜也"，绝不相类。且许君惟以负蠜尚有草螽，故别之曰臭虫、负
蠜，安得因此而牵合乎！

䗪虫

味咸，寒。主心腹寒热洗洗，血积癥瘕，破坚，下血闭，生
子大良 "大良" 二字，从顾本补。一名地鳖 今称灰鳖。

案：即今湖俗之灰蜱虫。"血积癥瘕"四字申上义。

贝子

味咸，平。主目翳，鬼疰，蛊毒，腹痛下血，五癃。利水道。
烧用之良。

案：即今湖俗之鬼见愁，因鬼蛊致腹痛下血而成癃也。此五
癃，谓血淋，亦古者浑举之一例。